VIVÊNCIAS PARAPSÍQUICAS DE UMA PEDIATRA

Jovilde Montagna

VIVÊNCIAS PARAPSÍQUICAS

DE UMA PEDIATRA

2ª Edição

EDITARES

Foz do Iguaçu, PR
2019

1ª Edição (2017) - Tiragem regular de 1000 exemplares.
2ª Edição (2019) - Tiragem regular de 1000 exemplares.

Capa: Debora Klippel.
Revisão: Erotides Louly, Eucárdio De Rosso, Helena Araújo, Regina Camarano, Sandra Tornieri, Sandro Battistella, Gisele Salles.
Diagramação: Epígrafe Editorial.
Impressão: Impressul.

Dados Internacionais de Catalogação na Publicação (CIP)

M758v Montagna, Jovilde

Vivências parapsíquicas de uma pediatra. / Jovilde Montagna; [prefácio de Mário Oliveira]. - Foz do Iguaçu : Editares, 2019 - 2ª Ed.

290 p.

Inclui glossário
Inclui bibliografia.
ISBN 978-85-8477-133-2

1. Conscienciologia. 2. Parapercepciologia. 3. Autobiografia. I. Título.

CDU 133

Tatiana Lopes CRB 9/1524

Associação Internacional Editares
Av. Felipe Wandscheer, 6.200, sala 107, Cognópolis
Foz do Iguaçu, PR - Brasil - CEP: 85856-750
Tel/Fax: (+55) 45 2102 1407
E-mail: editares@editares.org *Website:* www.editares.org.br

AGRADECIMENTOS

Aos ampadores extrafísicos, pela assistencialidade presente em todos os momentos nesta vida, catalisadores de ideias fraternas e libertárias. Gratidão especialmente ao Amparador Árabe, amizade raríssima de outras vidas, pelas orientações e preceptoria desde a infância.

Ao professor Waldo Vieira *(in memoriam)* por ter permitido acessar as ideias da Conscienciologia e pelo incentivo à escrita e da oportunidade do autorrevezamento propiciado pelo livro.

Ao professor Epicon, Mário Oliveira, revisor da primeira versão deste livro, gratidão pelo amparo intrafísico no cumprimento da proéxis, pelo prefácio e pelas sugestões enriquecedoras para a escrita do livro.

Aos meus pais, Genuino Montagna e Adelina Marin *(in memoriam)* e aos meus irmãos e irmãs: Valter, Armando, Osvaldo Luis *(in memoriam)*, Osmar, Cladir Maria, Eliane, pelo apoio incondicional e compreensão na atual existência.

Agradeço aos revisores da UNIESCON e Editares: Marina Thomaz; Rosemary Salles; Mabel Teles; Tatiana Lopes; Gisele Salles; Dayane Rossa; Maximiliano Haymann; Sandra Tornieri e Erotides Louly; Regina Camarano; Helena Araujo e Sandro Battistella e Eucárdio de Rosso.

Ao professor Epicon Hernande Leite pelas revisões e pela sugestão esclarecedora da Introdução do livro.

Agradecimento especial a Marli Michelsen de Andrade pelo incentivo da escrita e digitação do livro na fase inicial.

Agradecimento carinhoso a Débora Egypto Klippel pela inspiradora capa.

SUMÁRIO

PRIMEIRA FASE DA VIDA

SEGUNDA FASE DA VIDA

Parte 1. Consultório

Parte 2. Hospital

Parte 3. Outras inspirações dos amparadores

TERCEIRA FASE DA VIDA

Prefácio

Coragem Interassistencial

A pediatra Dra. Jovilde Montagna compõe a obra ***Vivências Parapsíquicas de uma Pediatra*** com relatos autobiográficos nos quais se destaca a coragem com a qual assumiu, expôs e aplicou o próprio parapsiquismo a favor dos pacientes, sem receio da opinião pública, cujos resultados terapêuticos exitosos angariaram o respeito dos pares e pacientes.

Atendimentos em que os parafenômenos exercem papel relevante na elucidação do caso requerem condições favorecedoras, demonstradas pela destemida médica parapsíquica, tais como: segurança na própria formação técnica, predisposição para vivenciar e desenvolver o autoparapsiquismo, direcionamento da atenção para as consciências extrafísicas amparadoras, desenvolvimento da sinalética energética parapsíquica, e disposição para empreender os esforços necessários para materializar as informações captadas.

O livro ressalta a importância da relação médico-paciente a partir da inclusão do parapsiquismo enquanto recurso interassistencial, permitindo o vislumbre do futuro das ciências da saúde e servindo de referência para o estudo da capacitação parapsíquica dos profissionais interessados.

O relato da Dra. Jovilde convida à reflexão sobre a possibilidade de obter auxílio significativo na condução das próprias ações assistenciais, provenientes da vivência multidimensional capaz de ampliar a própria abordagem, criatividade e competência.

Para os profissionais da saúde, a leitura do livro os desafia a reconhecer se experimentaram parafenômenos durante o exercício laboral, e a questionar a importância de aprofundar o entendimento da realidade multidimensional.

Trabalhar na área da saúde coloca o profissional perante situações em que precisa intervir com rapidez e precisão para atender as demandas prementes de auxílio. O estresse gerado pela profissão propicia a ampliação das percepções além dos 5 sentidos, causando vivências incomuns, como por exemplo, saber intimamente o diagnóstico antes de chegarem as evidências, ter inspiração sobre a melhor forma de tratamento e sentir a presença de companhia invisível passando força animadora para realizar procedimento inusitado.

Para os estudiosos da paraperceptibilidade, o texto oferece diversificadas casuísticas sobre parafenômenos de retrocognição, precognição, clariaudiência, telepatia, projeção lúcida, clarividência, clarividência viajora, clarividência heteroscópica, olorização, dentre outros.

A vida da autora exemplifica a relevância das parapercepções na sustentação das metas existenciais, pois desde muito jovem, adotou a assistência como propósito de vida, obtendo, no parapsiquismo e no contato com os auxiliares extrafísicos, o suporte para as decisões de destino em momentos críticos.

Recomendo aos leitores conhecerem esse brilhante exemplo de vida pautada nos princípios da interassistencialidade multidimensional, associando profissionalismo e parapsiquismo na consecução da própria programação existencial.

Mário Oliveira

Engenheiro, psicólogo e coordenador geral da ASSIPI – Associação Internacional de Parapsiquismo Interassistencial.

Introdução

Vivências Parapsíquicas de uma Pediatra é a narrativa de minha trajetória proexológica junto ao *Amparador*, desde a infância até os dias atuais, destacada pela vivência importante do parapsiquismo como instrumento fundamental, favorecedor do contato multidimensional mais íntimo com *o amparo de função* e capaz de vacinar a conscin (consciência intrafísica ou ser humano) contra os possíveis desvios oriundos da pressão dos costumes, tradições, valores sociais e, acima de tudo, das vitimizações provindas de frustrações de uma vida social e financeiramente difícil.

A iniciativa de escrever este livro teve, mais uma vez, a força sinérgica inspiradora do *Amparador*, que ressaltou a importância de partilhar minha vivência parapsíquica em diversos momentos da atual existência, em particular, no exercício da Medicina, profissão que tem sua natureza assistencial limitada diante do materialismo em que estabelece seus princípios.

A *arte de curar*, preconizada pela ciência médica, restringe-se ao cuidado do corpo físico, limitando-se a remediar os males secundários, distanciando-se da nossa verdadeira essência, sem avaliar os sintomas de angústia existencial.

Desde cedo tive o privilégio de ser orientada extrafisicamente nas etapas da programação existencial. O *Amparador* dividiu minha vida em 3 momentos, como segue:

1. Primeira fase da vida. Do nascimento até minha formação acadêmica na área da Medicina.

2. Segunda fase da vida. O exercício da assistência multidimensional no campo da Medicina. Está dividida em três partes: consultório, hospital e outras inspirações dos amparadores.

3. Terceira fase da vida. O esclarecimento público, através de uma obra escrita, destacando a importância do parapsiquismo no exercício profissional, com o intuito de estimular meus colegas de profissão a vencer preconceitos e se aproximar mais intimamente do seu legítimo *professor-orientador*, o amparador extrafísico.

No âmbito da terapêutica, destaco a importância da postura do paciente em buscar ajuda assistencial para superar as mazelas dos pensamentos e sentimentos, em vez de contentar-se apenas com o alívio momentâneo dos sintomas orgânicos. Vale ressaltar que a humanidade está cada vez mais suprida quanto ao atendimento do corpo físico, mas a prevalência do uso de drogas para o controle da depressão e outras doenças mentais vem aumentando assustadoramente. Esse paradoxo clama por uma atenção primária à intraconsciencialidade.

Sem uma abordagem integral da consciência, no seu arcabouço multidimensional, qualquer tentativa de assistência mais profícua fica limitada. Daí a importância do investimento no parapsiquismo e no contato mais íntimo com o *amparo de função.*

Parapsiquismo

O parapsiquismo é o conjunto de percepções que extrapolam os sentidos físicos, representando o canal de comunicação interdimensional. Trata-se de uma habilidade natural, intrínseca à consciência, manifesta até na espécie subumana. Pode ser aprimorada através de técnicas específicas e depende do grau de vontade aplicada na superação dos principais obstáculos.

O maior grau de desenvoltura parapsíquica está ligado à existência intrafísica pretérita. A pessoa pode ter dedicado suas vidas anteriores à assistencialidade multidimensional e, com isso, apresentar capacidade paraperceptiva inata. Por outro lado, qualquer trauma emocional vivenciado pode bloquear as parassinapses associadas à parapercepção.

Muitos casos de bloqueios parapsíquicos estão relacionados ao medo do desconhecido e das fantasias oníricas que envolvem o assunto. Nesses casos, são indicados o estudo técnico do tema e a sua aplicação prática, visando a angariar vivências pessoais que suplantem o medo e as divagações pesadelares.

Vale ressaltar que o parapsiquismo é uma ferramenta disponível a qualquer conscin e pode ser aplicada para distintas finalidades, seja assistencial, fenomenológica, autopromocional, ou mesmo para fins antiéticos. Tudo depende do grau de maturidade e do nível de cosmoética do indivíduo.

Dentre as habilidades parapsíquicas cosmoéticas, destacam-se a lucidez extrafísica, através da projeção consciente e o contato mais íntimo com o *amparador extrafísico*. Esta última constitui tema central deste livro.

Amparador

O amparador é consciência extrafísica lúcida, técnica no emprego interassistencial das bioenergias. Geralmente, é um companheiro(a) do passado, com muita afinidade conosco, cuja função é auxiliar o intermissivista na consecução exitosa da sua programação existencial.

Para a manutenção do *rapport* com o amparador, são fundamentais algumas posturas íntimas, a saber: autocrítica constante, autoexemplarismo, conduta interassistencial, autoincorruptibilidade, intencionalidade hígida, otimismo lúcido, postura universalista, verbação cosmoética, bom humor.

A principal função do amparador é facilitar a ampliação do nível de lucidez da consciência intrafísica (conscin), visando à qualificação interassistencial. Portanto, seu maior atributo consciencial é a assistência, conhecimento técnico teático da interassistencialidade multidimensional.

Para as conscins parapsíquicas, a realidade multidimensional e sua fundamental importância na interassistencialidade são fatos concretos decorrentes das autopesquisas e da autoexperimentação, independentes dos cientificismos acadêmicos, baseados em modelos fisicalistas.

É notório o avanço da Medicina no prolongamento da vida intrafísica. Também é fato o aumento da incidência da angústia existencial, cuja terapêutica está na abordagem multidimensional do ser humano, requerendo a vivência parapsíquica na relação assistente-assistido.

O objetivo principal deste livro é, justamente, trazer as vivências parapsíquicas desta autora no exercício interassistencial da Medicina, visando a despertar o leitor para a nossa realidade consciencial, e para a importância de aplicarmos adequadamente os recursos mais eficazes no alívio dos sintomas decorrentes da angústia existencial humana, que em nada se correlaciona com neurotransmissores cerebrais, mas com o distanciamento da nossa verdadeira essência multidimensional.

Destaco o Princípio da Descrença, proposto pelo professor, pesquisador, médico, dentista, propositor da ciência Conscienciologia Waldo Vieira:

Não acredite em nada, nem mesmo no que está escrito neste livro.
EXPERIMENTE, tenha suas próprias vivências.

PRIMEIRA FASE DA VIDA

I. A ROTINA DA INFÂNCIA

Nasci na Linha Oitava, no interior de Guaporé-RS, em março de 1948, de parto domiciliar, em uma família de origem italiana de pai e mãe. As terras destinadas à imigração alemã e italiana eram divididas em *linhas*. Cada linha tinha um número e muitas delas originaram as cidades que temos atualmente espalhadas pelo Estado.

Fui a primeira criança a nascer em uma família de adultos (nas duas residências da Linha Oitava ocupadas pela minha família, eu era a única criança). Meus pais moravam com a avó paterna e um tio, próximos à casa pertencente a um dos irmãos mais velhos de meu pai, filho do primeiro casamento do meu avô, tia e duas primas. Eu era disputada por eles. Nessa época, fui acarinhada e enfeitada por minhas primas que costuravam e bordavam muito bem.

Na maior parte do tempo, minha avó paterna tomava conta de mim, deixando-me muito à vontade. Com nove meses, eu já caminhava e costumava fugir escada abaixo, de ré, para brincar com os animais ao redor da casa. O pátio era muito grande, acidentado e cheio de árvores de frutas silvestres. Meus companheiros de brincadeiras eram os porcos, galinhas, ovelhas, gatos e cachorros. Os cachorros eram, sem sombra de dúvida, meus melhores amigos. Além de cuidarem dos perigos, serviam de meio de transporte: debruçada em cima deles e agarrada nos seus pescoços, eu me deslocava pelo pátio afora.

Ao voltar das tarefas na colônia, ou roça, era comum a mãe me encontrar longe da casa, debaixo das árvores, comendo os frutos caídos no chão: pitangas, guabirobas, amoras, cerejas, araçás. Seguia-se o banho com escovão feito da esponja dos cipós entrelaçados aos pés de chuchu plantados ao redor da horta.

Ao entardecer, minha mãe ordenhava as vacas. Quando um pouco mais crescidos, eu e meus irmãos gostávamos de tomar o leite recém-ordenhado, ainda quente, colocado em garrafinhas individuais.

O caminhão, com o qual meu pai trabalhava, era o único meio de transporte disponível na época para nossa família. No trajeto de

25 km que ligava a Linha Oitava a Guaporé por estrada de chão. As várias pontes mal-conservadas quase não sustentavam o peso do veículo.

Meu pai passou a viajar cada vez para mais longe. Levava produtos coloniais e de frigorífico para São Paulo e, por serem esses produtos perecíveis, dirigia dia e noite para conservar a carga em bom estado até chegar ao destino. As estradas não eram asfaltadas. Quando chovia, o caminhão atolava. Na superação desses imprevistos, ele acabou se tornando amigo dos fazendeiros, donos de oficinas e armazéns instalados ao longo das estradas. Anos mais tarde, quando dono da própria transportadora, essas amizades foram muito importantes no auxílio aos seus motoristas.

II. Primeiro contato com o Amparador

O que segue é uma rememoração de um fato ocorrido em viagem à Europa, em 1988. Eu estava com amigos no último patamar da Torre Eiffel, em Paris, quando a torre começou a balançar pelo vento forte que soprova naquele dia. Devido à altura e ao movimento da torre, fui tomada pela sensação de ser atirada, projetada para fora daquele ambiente.

Por um instante, percebi estar sobrepairando no ar e vizualizei a cidade lá do alto, e pelo pavor que a altura me causa, retornei abruptamente para a realidade do corpo fisíco e instintivamente agarrei-me ao pilar central da torre. Fiquei apavorada, tonta, nauseada, taquicárdica, insegura, tremendo; fui escorregando até conseguir sentar no chão.

Naquele instante, ainda tonta ou descoincidida, rememorei uma das experiências mais marcantes desta vida. Ali sentada no chão da torre, no meio do povo circulando, vivenciei uma lembrança dos meus primeiros anos da vida atual, que ajudou a compreender o motivo pelo qual a altura provoca sensação tão estranha.

Era 1949, minha mãe grávida do meu primeiro irmão, quando eu, com um ano e quatro meses, tive febre intensa durante uma semana, chorando muito, principalmente a cada manuseio. Fui levada várias vezes ao médico e não tive diagnóstico. No quinto dia, a febre começou a ceder e meu pai resolveu voltar a trabalhar; decidiu, então, carregar o caminhão e preparar a viagem.

Como sempre fazia, carregando-me nos braços até o porão. O pai costumava manobrar o caminhão até a porta principal, onde estavam empilhados, até o teto, sacos de grãos a serem transportados para outros lugares.

Ao chegar no porão, me colocava para engatinhar em cima dos sacos armazenados, eu subia até o topo da pilha. Lá no alto, ficava de pé, e a mãe, através de um alçapão no teto, pegava minha mão e me puxava para dentro da casa. Nesse dia porém, ao chegar ao topo e ao tentar ficar de pé, me desequilibrei e caí, rolando por cima dos sacos, para o lado oposto no qual meu pai se encontrava.

Nesse momento da rememoração, ao longo da queda, sentimento de angústia forte e apreensão tomou conta de mim. Revisitando a cena do passado, percebi quando, inesperadamente, fui envolvida por uma luminosidade intensa, quente, acolhedora, em forma de bolha até cair em braços gigantes de um homem vestido de branco que estava de pé, parado, me esperando perto da pilha de sacos.

Ao cair em seus braços, lembrei da sensação agradável do movimento provocado pelo peso de meu corpo. Fez um certo molejo: primeiro seus braços afundaram um pouco e depois se ergueram num movimento de balanço.

Em seguida, o homem vestido de branco, foi girando os braços, alongando-os feito borracha, até alcançar meu pai que, assustado, ficou parado, paralisado, perplexo por perceber que não daria tempo de me socorrer. Permaneceu com suas mãos estendidas em minha direção esperando. Fui entregue em suas mãos. Abraçou-me com força e carinho misturado a desespero. Até hoje, na lembrança, ainda sinto a força e o aconchego apertado e seguro daquele abraço paterno.

Tenho essa passagem da primeira infância registrada como um *flash* em minha tela mental. Sempre, ao chegar perto de janelas ou de lugares mais altos, volta a sensação de vazio, de arrepio intenso, partindo dos plantochacras (que são pontos de energia localizados nas plantas dos pés), que se irradia por todo o corpo causando certo desconforto. Nesses momentos, fico tomada por uma sensação de sair do corpo e de estar solta no ar. Tal episódio está fixado em minha mente com muita nitidez, e ainda hoje a altura me traz certa angústia.

Alguns anos mais tarde, após ter conhecido a Conscienciologia, conversando com meus pais, contei-lhes o acontecido durante aquela viagem à França e inteirei-me sobre os fatos ocorridos no passado.

Minha mãe lembrou do dia em que eu caí. Ela encontrava-se abaixada dentro de casa, esperando para pegar minha mão a fim de me colocar para o interior da casa. Repentinamente, perdeu-me de vista.

Lembrava-se do grito de meu pai chamando pelo apelido, *Nena!* e do meu choro. Ao sair correndo em direção ao porão, nos encontrou no pátio. Viu que estava bem. Com calma, junto com meu pai, foram procurar o motivo de ter caído. Perceberam, ao colocar-me de pé, a falta de equilíbrio e dor na perna direita que me impedia de caminhar.

Voltaram a consultar com os dois médicos que trabalhavam na cidade, e com um terceiro, na cidade vizinha. Todos diagnosticaram Poliomielite, doença conhecida também como paralisia infantil. Somente nesse dia, entenderam o motivo de tanta febre e choro durante aquela semana e tiveram a explicação da falta de força na perna, e da dor intensa que a poliomielite causa, sendo o motivo da queda. Desde então, até perto dos meus três anos, só engatinhei ou andei com apoio.

Minha mãe parou de trabalhar para cuidar de mim e seguir os cuidados fisioterapêuticos recomendados pelos médicos. Dois meses depois, meu irmão nasceu. Algum tempo mais tarde, minha mãe percebeu a necessidade de recomeçar a trabalhar na *agricultura para ajudar nas despesas.*

A horta era de sua responsabilidade. Com duas crianças de colo não vislumbrava modo de trabalhar e, ao mesmo tempo, cuidar dos filhos. Com essa preocupação, um dia deparou-se, no sótão do paiol, com cestos de vime, grandes, usados antigamente por meus avós na colheita da uva. Teve então, a intuição de colocá-los um de cada lado da sela do cavalo e com isso viu a possibilidade de trabalhar e, ao mesmo tempo, cuidar dos filhos.

Eu e meu irmão fomos colocados um em cada cesto e levados até o local em que ela estaria trabalhando naquele dia. Lá no meio da plantação, havia uma árvore frutífera, um pé de bergamota, debaixo da qual ela estendia no chão um pedaço de lona, sobra do caminhão com o qual meu pai trabalhava, e ali ficávamos, na sombra, dentro dos cestos. Meu irmão foi crescendo e, depois que aprendeu a caminhar, fugia do cesto e me ajudava buscando pedrinhas coloridas ou flores do campo para brincarmos. Durante o tempo que fiquei impossibilitada de me locomover, muitas tardes passei dentro daqueles cestos, enquanto minha mãe trabalhava.

Anos mais tarde, ouvia minha mãe contar histórias a meu respeito para os parentes, ocorridas naquele período. Dizia que era menina feliz e, apesar de presa ao cesto, passava o tempo rindo, conversando muito e contando histórias inventadas ao irmão. Havia dias, porém, em que parecia ter alguém ali conversando comigo, ensinando como deveria fazer para voltar a caminhar, lições que eu colocava em prática ao chegar em casa. Ela percebia que eu tentava, com o auxílio de cadeiras ou bancos, me equilibrar e esforçava para voltar a andar sem apoio. Quando questionada sobre essas tentativas de ficar em pé, eu respondia: *foi o tio que ensinou.*

Já meu pai ficou surpeso por eu recordar aquele fato ocorrido no porão, quando eu tinha pouco mais de um ano. Pediu-me para repetir o que eu lembrava e, emocionado, contou que, por eu ter estado doente naquela semana e chorar com qualquer movimento, eles estavam evitando de me colocar no chão para caminhar. Fiquei o tempo todo no colo, principalmente no dele, e quando minha mãe estava se abaixando para pegar minha mão e me puxar para dentro de casa através do alçapão, eu caí. O desespero dele foi grande ao perceber que não ia conseguir chegar a tempo de me segurar por estar no outro lado da pilha de sacos. O pavor dele foi maior ainda quando se deu conta de que iria cair dentro do cercado, especialmente feito para evitar acidentes e me proteger. No cercado eram guardados os materiais de trabalho na roça: arado, foice, facão, entre outros.

Repentinamente, como se a pilha de sacos ficasse transparente, meu pai acompanhou a queda com o olhar e percebeu que fui envolvida por uma bola de luz. Nesse momento, sentiu o corpo pesado, paralisado, imóvel, sem força para se mexer. Ao mesmo tempo, paradoxalmente, uma acalmia inesperada tomou conta dele e só a partir deste instante conseguiu, ali parado, observar minha queda, rolando sobre os sacos até perto do chão quando de repente, confirmando a rememoração que tive em Paris, viu um homem vestido de branco, com os braços estendidos esperando para me acolher com segurança. Na sequência, seus braços foram se alongando e a trajetória da queda desviada em direção a meu pai, que, ainda paralisado, permaneceu esperando com os braços estendidos.

Meu pai nunca falou com minha mãe ou com outra pessoa sobre o que aconteceu nesse dia, por medo de perder o emprego e não ser compreendido. Naquela época não havia informações sobre parapsiquismo. Quando eu comentava do *homem que falava comigo*, ele orientava minha mãe a prestar atenção e avaliar as informações sem críticas, a estimulava perguntar mais para esclarecer sobre diversas outras situações.

Passei anos sem saber o que fazer ou como interpretar essas informações, até que conheci o Instituto Internacional de Projeciologia e Conscienciologia (IIPC), em 13 de janeiro de 1995, quando participei do primeiro curso. Passei a ter contato com pessoas e informações que me ajudaram a compreender mais os fenômenos parapsíquicos. Foi no IIPC, que ouvi falar sobre amparador pela primeira vez. Comecei então a relacionar a cena tão fortemente marcada em minha tela mental, como sendo, possivelmente, a primeira vivência consciente de contato com o *Amparador.*

A partir das informações do IIPC, ficou claro para mim: aquilo que para meu pai representou um milagre, foi efetivamente o primeiro contato, nesta vida intrafísica, com essa consciência extrafísica que me acompanha até hoje, a quem passei carinhosamente a chamar de *Amparador Árabe.*

III. Esclarecimentos da cigana

De vez em quando passavam tropeiros em frente a nossa casa levando produtos da colônia e rebanhos de animais de um lugar para outro. Meu pai, quando estava em casa, comprava vacas e touros e os colocava no campo para aumentar o rebanho e a produção de leite e queijos. Circulavam também, com menor frequência, bandos de ciganos, vendendo tachos de metal, frigideiras e outras utilidades.

Em certa ocasião, eu tinha uns quatro anos e já conseguia caminhar sozinha quando, minha mãe, ao voltar do trabalho na roça para o almoço, viu um grupo de ciganos em frente ao portão de casa. Eu estava no colo de uma cigana. Assustada, correu para me pegar de volta. A cigana voltou-se para ela e me entregando, pediu-lhe para ficar calma que ninguém pretendia fazer algum mal, nem iriam tirar-me dela.

Com serenidade, a cigana falou para minha mãe que eu tinha uma tarefa especial a realizar. Para cumpri-la, ela teria de ajudar, me compreender e proteger para torná-la possível. Disse-lhe ter eu um protetor espiritual ao meu lado, o qual iria acompanhar minha trajetória e ajudar nessa tarefa até o fim da vida. Assim sendo, ela deveria ter um cuidado diferenciado comigo, entender minhas atitudes, proteger e evitar especulações, por ser uma criança diferente, e prestar especial atenção ao meu desenvolvimento. Alertou também para não me expor, evitar que pessoas questionassem a respeito de minhas vivências e não procurar a ajuda dos padres.

Por essa razão, depois desse episódio, volta e meia, minha mãe se lembrava daquela conversa com a cigana, especialmente nos momentos em que eu tinha alguma atitude incomum, ou começava a falar sobre determinados assuntos mais esclarecedores para a família. Hoje sei que a cigana fez o papel de amparadora intrafísica no momento em que esclareceu minha mãe.

Em decorrência desse fato, tempos depois, enquanto os meus irmãos brincavam no pátio, minha mãe me chamou para uma conversa muito séria. Referiu-se ao *homem que falava comigo* e dos meus sonhos, esclareceu sobre o quanto era importante não mentir, nem modificar a informação levada para ela, pois precisava confiar em mim e no que eu lhe contasse. Precisava ter certeza de que eu não estava aumentando ou distorcendo minha vivência. Nem todas as coisas ditas por mim naquela época eram fáceis de entender, aceitar ou acreditar. Esclareceu-me sobre mentiras e fantasias.

Na época, não entendi muito bem, mas, mesmo assim, fiz a vontade dela. Sempre que recebia a inspiração do *Amparador* sobre algo que ainda não havia acontecido, ou uma informação nova, contava com detalhes o que estava para acontecer.

IV. Bebê da vizinha

Eu deveria ter uns 7 anos, era final de tarde e minha mãe cozinhava polenta numa panela de ferro sobre o fogão a lenha. Cheguei perto dela, encostei-me na parede e fui escorregando até sentar no chão. Puxei o seu vestido e disse: *mãe, é mentira, mas o bebê da vizinha vai morrer.*

Fez um movimento brusco de susto, ela deixou a colher de pau cair em cima do fogão e, quase num grito, perguntou: *como assim, Jô?* Respondi-lhe: *é que ele está vomitando para cima.* Sem pensar duas vezes, ela chamou meu irmão e ambos saíram correndo para a casa da vizinha. O meu segundo irmão era o mais forte deles. Sua tarefa naquele momento era afastar os arames farpados da cerca, colocando um pé nos fios de baixo e puxando os de cima com a mão para ela passar entre eles, encurtando o caminho.

Chegando à casa da vizinha, ela foi direto procurar o recém-nascido, deixado sob os cuidados da irmã de mais ou menos 8 anos, enquanto sua mãe trabalhava dando comida aos animais e tirando o leite. Encontrou o bebê em um quarto sozinho, vomitando, sufocando com o leite, cianótico, com dificuldade para respirar. Minha mãe, imediatamente, realizou as manobras para reanimá-lo.

Em casa, segundo meu irmão, continuei sentada no mesmo lugar perto do fogão, conectada com *o homem que falava comigo* mostrando a cena por clarividência viajora, que é a capacidade ou percepção visual, com o qual se pode ver cenas distantes, apreender informações sobre determinado assunto, pessoa ou acontecimento sem o uso dos órgãos dos sentidos físicos. O *Amparador* mostrava a cena e falava como orientar minha mãe para reanimar o bebê.

Ela, por sua vez, recebia essas informações de longe escutando minha voz, por clariaudiência, que é a capacidade de ouvir vozes, sons, ruídos, sem a utilização do sentido da audição física comum. A voz que se escuta é dentro do nosso cérebro vinda do extrafísico. Minha mãe recebia a inspiração sobre a melhor maneira de ajudar, escutando minha voz e provavelmente, pelo *rapport* e vínculo afetivo comigo, conseguia confiar na orientação, sem achar que estivesse delirando.

Ao voltar para casa, me encontrou ainda na mesma posição, sentada no chão ao lado do fogão. Não sabíamos, naquela época, distinguir, identificar o fato de eu estar em estado alterado de consciência, descoincidida. Descoincidência é o desencaixe ou saída de um ou mais veículos de manifestação da consciência que são: soma, o corpo físico; energossoma, o corpo energético; psicossoma, o corpo emocional e mentalsoma, o corpo mental. No momento da descoincidência, *a pessoa* permite, fica mais fácil o recebimento de informações tanto do amparador quanto de outras consciências extrafísicas, ou de consciências intrafísicas projetadas, ou seja, que estão fora do corpo físico. Minha família pensava que eu estivesse desmaiada. Ao chegar em casa, colocou-me sentada em uma cadeira e molhou meu rosto com água fria para reanimar.

Após conhecer a Conscienciologia, passei a compreender o estado em que eu ficava durante tal fenômeno: era um tipo de transe parapsíquico, estado de alteração da consciência, em que a pessoa dá passividade mental e muscular e entra em condição de descoincidência dos veículos de manifestação da consciência para melhor expressar a vontade da consciex ou conscin projetada.

Quando percebia a aproximação do Amparador, sabia que ele tinha alguma informação a dar ou alguma assistência a fazer. Instalava-se em mim um sinal, que hoje sei ser a *sinalética energética parapsíquica*, que é o conjunto de sinais pessoais e individuais, que se apresentam em nosso corpo e que percebemos ao entrar em contato com outras consciências intrafísicas ou extrafísicas, energias de ambientes, objetos e situações específicas.

Instintivamente, sabia ser necessário parar o pensamento e silenciar a mente para a conexão acontecer e a informação ser recebida e entendida. Por clarividência, via o fato como se já estivesse consumado. Nessas ocasiões, referindo-me ao que tinha visto, dizia para minha mãe que era mentira. Era mentira, conforme nossa combinação de eu não mentir ou alterar a informação, mas iria transformar-se em verdade se as atitudes certas não fossem tomadas imediatamente.

Nestas ocasiões, via a cena consumada; era mostrado, com antecipação, algo que iria acontecer (precognição). Precognição é uma percepção extrassensorial em que a pessoa acessa informação sobre um local ou evento, antes de acontecer.

Por isto, ao avisar minha mãe, informava ser mentira por tratar-se de algo não consumado, porém que aconteceria em pouco tempo.

Indiscutivelmente, havia um tipo de comunicação transmental, que é uma comunicação silenciosa entre consciências, ou seja, pessoas intrafísicas ou extrafísicas, mesmo a distância. As imagens envolvidas na cena passam na tela mental, igual ao que está acontecendo. Era o que acontecia entre minha mãe e eu.

Aparentemente, instalava-se uma triangulação, também chamada por alguns pesquisadores de Telepatia em L, entre *Amparador*, eu e minha mãe, sendo esta quem racionalizava e agia no momento do recebimento da informação. Eu a informava sobre o que estava acontecendo e ela se encarregava de agir, de chegar a tempo, de mandar para o médico, de levar o remédio certo à pessoa doente. Ela dizia não vivenciar os fenômenos parapsíquicos, mas seu abertismo era suficientemente amplo e flexível para entender minhas mensagens inspiradas pelo *Amparador*. Reconhecia em mim a força que, de certa forma, a impelia a fazer coisas sobre as quais ela não tinha pensado e não sabia como explicar. Eu era a ideia, ela era a ação, e o Amparador, a inspiração.

Por tudo isso ela me fez compreender a necessidade de eu jamais mentir para ela. Até hoje, certamente por esse motivo, penso não saber mentir. Nunca consegui sustentar um fato não vivenciado por mim. Por isso, mais tarde, foi bem difícil conviver com certas situações. Quando fazíamos algo errado, ao ser questionada, eu não dizia nada. Apenas ficava quieta, muito quieta. Pressionada, não conseguia manter o erro e acabava entregando todos os envolvidos. Mentira era uma coisa muito ruim. Tinha de ser evitada para não me dar mal.

V. Amigo Extrafísico

A consciência extrafísica, o *Amparador*, se apresentava para mim com aparência de homem alto, moreno, pele bronzeada, elegante, simpático, bem-humorado, sorridente, afetuoso, fraterno. Vestia terno de linho branco de modelo italiano, camisa branca, gravata preta, sapatos modelo mocassim de verniz preto e a parte superior branca, também em verniz, e para mim, com bonito chapéu de feltro preto. Não conhecia aquele tipo de chapéu. Na colônia, os homens usavam chapéu de palha para trabalhar e nas festas não usavam nada na cabeça. Mais tarde me dei conta de que aquele chapéu de pano, ou feltro, poderia ser um turbante.

No início dessa interação, quando pequena, nosso contato era tímido devido ao meu acanhamento. Quando aparecia causava certa surpresa, porém, com o tempo, aprendi a valorizar os sinais que antecediam a sua chegada, isso ajudou a me preparar para recebê-lo e olhá-lo de frente, não mais furtivamente.

Mesmo assim, aquela figura me acalentava. Frequentemente, procurava ficar sozinha para refletir sobre o que ele tinha falado. Mantínhamos eventuais conversas transmentais, ou seja, telepaticamente, que é a habilidade de apreender informações acerca dos pensamentos, sentimentos ou atividades de outro ser consciente, sem o uso de ferramentas, tais como linguagem verbal, corporal, de sinais ou a escrita. É a transmissão de pensamentos, sentimentos e emoções de uma consciência para outra, sem o emprego dos sentidos físicos. Acontecia como se fossem pequenas doses de apresentação, sem pressa, e, nessas conversas, ele respeitava minha imaturidade de não entender sua presença, com a qual ia me acostumando aos poucos.

Sempre procurou orientar, permitia-me pensar, refletir, para tomar as decisões mais maduras, apresentando-me ferramentas para estimular minha autonomia, incentivando a interdependência, não manipulou, sempre deu liberdade de ação, otimizando realizações evolutivas e incentivando a desafios maiores.

Na volta de uma das viagens, eu com uns 9 anos, meu pai perguntou-me a respeito do *homem que falava comigo*. Após atualizá-lo sobre nossos últimos encontros, pediu para perguntar o nome dele e de onde era.

No encontro seguinte, o *Amparador,* respondendo a pergunta de meu pai, contou ter sido médico em outra vida, quando morreu jovem, não tendo concluído seu trabalho. Pediu para dizer ao meu pai que era médico e árabe, disse estar comigo para acompanhar minha trajetória evolutiva. Segundo ele, havíamos combinado a programação desta vida intrafísica para realizarmos um trabalho dentro da Medicina. Eu teria prometido emprestar minhas mãos para ele terminar de realizar sua missão.

Quando meu pai chegou, a primeira coisa que fiz foi contar a novidade, falei que meu amigo era médico e *árabe*. Naquele momento, ficou sem entender a resposta. Durante a viagem seguinte, conversando com amigos, marinheiros de outros países, entendeu o recado do meu amigo. Ficou sabendo o que é ser árabe, mostrando o mapa do mundo com um círculo delimitando os países árabes.

Ao longo do tempo, a presença dessa consciência se tornou modelo de comportamento, de ética, elegância, bom gosto, bom humor, requinte, valores esses que procurava transmitir para meus pais e irmãos. Aos poucos, com essa convivência fui aprendendo a ser assistencial e a dividir o que tínhamos de melhor com os amigos.

Desde que comecei a falar, com dois anos de idade, demonstrei o desejo de ser médica de crianças. Vizinhas, amigos e parentes comentavam com minha mãe, às vezes, sobre o quanto seria difícil colocar-me na faculdade, devido ao fato de morarmos no interior, longe de centros maiores onde poderia estudar.

Nesses momentos, *o homem que falava comigo* dizia para não valorizar ou preocupar com esses comentários, não ficar triste e não duvidar da realização dos meus sonhos. Sempre se mostrou simpático e acolhedor. Lembrava: *a gente já programou, você vai ser médica e nós vamos trabalhar juntos.* E quando eu questionava sobre isso ser possível, calmamente dizia: *na hora certa vou te orientar.*

Ele estimulava a brincar de médica desde muito pequena, ensinava, inspirava a fazer chás e a buscar as ervas certas. No meio das brincadeiras infantis, meus irmãos bebês acabaram sendo os meus primeiros pacientes.

Meus amigos e irmãos tinham os amiguinhos invisíveis com quem eles podiam brincar, rolar no chão, dar risadas e guardar um lugar na mesa para as refeições. Quanto a mim, questionavam, tentavam mostrar e até convencer da inexistência do *homem que falava comigo,* devido ao conteúdo dos assuntos abordados em nossas interações.

Minha relação com ele consistia em orientações que esclareciam a mim e a toda a família. Para colocá-las em prática, tanto as orientações recebidas de meus pais quanto as do *Amparador,* eu as filtrava por meio de um discernimento incipiente que era só meu. Assim, fui formando, modulando a personalidade com direito de contestar as informações recebidas e de tomar minhas próprias decisões.

Independente disso, aos poucos, fui aprendendo a confiar nessa consciência extrafísica. À medida que o contato se tornava mais frequente e mais interativo, ele passava a dar dicas mais elaboradas, a dizer coisas fraternas e esclarecedoras, me acalmar, mostrar o lado bom das situações.

Com o passar do tempo, os familiares passaram a perceber a eficácia das sugestões transmitidas por mim e recebidas do meu amigo invisível, pois beneficiavam e esclareciam muita gente. Portanto, não poderiam ser simples fantasias de criança.

Em determinada ocasião, aos cinco ou seis anos de idade, minha mãe mostrou fotografias da família. Entre elas encontrei a foto do meu pai no dia do casamento. Olhando-a atentamente, observei estar vestindo terno de linho branco com corte tipo italiano, igual ao do meu amigo extrafísico quando se apresentava para mim. Por um momento fiquei confusa com a fotografia na mão. Somente após alguns instantes, consegui, mais calma, olhar detalhes da fotografia e constatei que meu pai não usava chapéu. Consegui, nesse detalhe, diferenciar meu pai *do homem que falava comigo.*

A presença dessa consciência durante a ausência de meu pai, preenchia a falta que sentia dele. Nutria, por ambos, sentimentos de carinho, amor, respeito, admiração e gratidão. Consegui, então, pela primeira vez, descrever para minha mãe o *homem que falava comigo* e diferenciá-lo do meu pai.

Durante as interações com o *Amparador* procurava não fazer perguntas, não bisbilhotar, não questionar a seu respeito. Buscava refletir sobre nossas conversas, avaliar as informações e discuti-las com minha mãe. A minha postura sempre foi de permanecer disponível para as inspirações de assistência aos outros sem pedir para mim.

Junto com o *Amparador,* aprendi a fazer o correto, sempre pensando no melhor para todos. Na profissão, não lembro de ter recebido inspiração que não fosse para ajudar as pessoas. Inspirou o diagnóstico correto, a medicação mais acertada, não houve cirurgia inspirada que fosse desnecessária. As informações eram corretas. Os fatos ao longo do tempo se ratificavam e isso ajudou a confiar nas suas inspirações. Tirei muito proveito dessa interação, isso me tornou uma pessoa mais segura, madura e autoconfiante.

VI. Sonhos Lúcidos

Até perto dos sete anos de idade, lembro de ter dificuldade de compreender porque pessoas mortas vinham nos sonhos trazer recados para seus familiares. Escutava os adultos falarem que depois da morte a vida acaba. Com isso, entendia que não seria possível as pessoas mortas se comunicarem com seres vivos após a morte. Ninguém tinha uma explicação convincente a respeito dos meus sonhos. Essa estranheza se dava especialmente quando se tratava de alguma pessoa conhecida recém-dessomada, ou seja, passado recentemente pela morte biológica, momento em que a consciência *des*ativa o *soma*, corpo físico.

Em meus sonhos ou em projeções, que é a saída da consciência para fora do corpo, essas pessoas mortas me contavam segredos, ou faziam comentários a respeito de suas famílias, ou pediam favores, e isso para mim era incompreensível. Em razão de minha ignorância, o sonho acabava se tornando pesadelo.

Nessa época, meu pai levava em média 40 dias para voltar de suas viagens. Assim, era minha mãe quem convivia com a minha dificuldade de dormir. Por muitas noites me encontrou dormindo no chão, no seu quarto. Descobri que era somente no seu quarto, que me sentia protegida. Foi a forma que encontrei para fugir das conversas com aquelas consciências.

Em certa ocasião, minha mãe perguntou se eu tinha medo de conversar em sonhos com as pessoas mortas. Diante de minha negativa, orientou-me a ouvi-las, e comecei, então, a interagir com essas consciências. Aos poucos os sonhos deixaram de ser tão perturbadores.

Posteriormente, comentando com os familiares dos dessomados sobre sonhos e pesadelos, minha mãe percebeu que não se tratava de sonhos comuns. Algumas vezes, eles continham algo de real e importante para as famílias, algo esclarecedor. Em seus comentários, ela narrava detalhes de meus sonhos, sem significado algum para ela, mas compreensíveis, para as pessoas que a ouviam. Os recados eram entendidos pela família, quando capazes de decodificar as mensagens.

Exemplo disso foi quando nosso vizinho, que chamávamos de Nôno, faleceu e se manifestou em meu sonho para pedir um favor. Disse-me ter dessomado, durante a noite, dormindo sem se despedir devidamente de sua esposa. Incumbia-me, então, de transmitir à mulher seu abraço. Além disso, havia-lhe deixado um presente. Ela deveria ir ao porão de sua casa e procurar por uma pedra solta no muro, atrás da cadeira na qual ele costumava sentar-se.

Minha mãe contou para a viúva e para a nora sobre o sonho e elas foram verificar se realmente havia a tal pedra solta na parede, onde o Nôno indicara. Retiraram-na e encontraram uma caixa com dinheiro, economias que ele havia feito ao longo de sua vida. Este era o presente que ele desejava dar para sua esposa.

VII. Minha Mãe

Eu estava com uns 10 anos de idade, me preparando para o internato. Certo dia, conversávamos, eu e minha mãe, no pátio, sentadas à mesa de pedras em frente de casa, enquanto os meus irmãos, brincavam. Perguntei a ela o que fazia quando jovem, qual seu melhor divertimento, se podia namorar, se tinha amigos e como conheceu meu pai.

Ela vinha de uma grande família italiana: eram sete irmãos e sete irmãs. Eu gostava de ouvir suas histórias pois ela tinha um incrível bom humor e me passava a ideia de muita alegria. Contou-me que se divertia com as tarefas cotidianas. Mesmo na roça, trabalhava cantando ou contando histórias para os irmãos dela, fizesse sol ou chuva. Era pessoa de bom gosto, elegante, morena, olhos verdes, sorriso bonito. Vestia-se bem, ela mesma confeccionava as roupas, sonhadas, imaginadas ou copiadas das raras revistas acessadas.

Quando solteira, morava em casarão tipicamente italiano, com dois pavimentos, além do sótão e porão. Com frequência, realizavam bailes no salão da casa. Naquela época, no interior, ainda não existiam clubes e, por isso, festas e bailes em residências era costume comum, forma de integração entre as famílias e os amigos.

Em nossas longas conversas, eu fantasiava sobre como teria sido a vida de minha mãe com os 13 irmãos. Fazia muitas perguntas, inclusive, hoje me dou conta disso, perguntas com cunho parapsíquico, para as quais ela não tinha respostas.

Estas perguntas poderiam estar relacionadas a possíveis reminiscências de meu Curso Intermissivo, que é o conjunto de disciplinas e experiências teáticas administradas à consciex, com o objetivo de esclarecer sobre a realidade multidimensional da consciência, depois de determinado nível evolutivo, durante o período da intermissão consciencial, dentro do seu ciclo de existências pessoais, objetivando o completismo consciencial da próxima seriéxis.

Enquanto ela falava, acessava vivências de outras vidas de meu ciclo multiexistencial pessoal e despertava em mim o desejo de viver aquelas situações outra vez. Queria saber detalhes das festas, como eram os longos vestidos, o salão, os candelabros. Ela respondia não ser bem assim, eles eram muito pobres. Nos bailes que aconteciam na casa de minha mãe, havia um gaiteiro e os pares dançavam na sala grande da casa. Na minha lembrança, contudo, os salões eram imensos e requintados.

Naquela tarde, quis saber como foi o encontro com meu pai. Contou-me terem se encontrado em uma festa na vila onde ele morava. Era pessoa tímida e quieta, mas educado, carinhoso e se destacava por sua elegância e bons modos. Namoravam aos domingos de tarde e, raramente, aos sábados à noite, apenas quando havia algum baile na residência de alguém. O namoro consistia em conversas, olhares, troca de pequenos presentes. O contato físico só acontecia durante as danças, quando se davam as mãos.

Namoraram por algum tempo, até meu pai ser convocado para servir o Exército. Naquela época, poucos rapazes das vilas do interior eram selecionados para essa tarefa. O tempo de serviço militar abrangeu o período no qual o país estava em guerra e também o pós-guerra, quando ele participou do grupo que acolhia os recém-chegados da Europa. Os rapazes escolhidos para servir o Exército eram encaminhados para São Paulo ou para o Rio de Janeiro. Meu pai foi enviado para o Rio de Janeiro, onde aprendeu a dirigir tanques de guerra.

A despedida foi numa festa na qual ele comunicou à minha mãe, ao final, sua ida para o Rio de Janeiro. Não sabia quando iria voltar ou mesmo se voltaria. Liberava-a do compromisso de namoro, deixando-a livre para decidir o melhor para seu futuro.

Nessa parte da história, escutando atentamente a narrativa de minha mãe, lembro-me de ter sido tomada por uma sensação de angústia e insegurança, com a possibilidade de eles não se casarem e eu não vir a ter esse pai e essa mãe.

Diante disso, perguntei-lhe se havia tido outros namorados durante esse tempo. Ela não namorou tão seriamente como fizera com meu pai, mas dançara com muitos rapazes, sempre frequentando festas e bailes junto com os irmãos. Contudo, no íntimo, esperava a volta de meu pai, para finalmente, ficarem juntos. Essa revelação me causou enorme sensação de alívio.

O reencontro entre eles ocorreu cerca de três anos depois, em outra festa de igreja no local onde meu pai morava e então se reencontraram. Ele e um amigo trocavam ideias, narrando as aventuras vividas nos últimos anos, quando, ao verem minha mãe, o amigo comentou que pretendia começar a namorar com ela. Surpreso e contente por saber que ela ainda estava solteira e sem namorado, com muita firmeza disse ao amigo: *vou casar com ela.*

Na volta do Exército, ofereceram-lhe emprego de motorista de caminhão em uma espécie de cooperativa e, a partir daquela data, ele deixou de trabalhar na agricultura com seu irmão mais novo. Valendo-se do treinamento recebido no Exército para dirigir tanques de guerra, tinha conhecimento para aceitar o emprego de motorista.

Em pouco tempo, casaram e dez meses após nasci. Quando eu tinha uns sete anos de idade meu pai comprou a casa de seu irmão mais velho, meu dindo, e saímos da casa da avó. Estava na idade de ir à escola. A mãe assumiu a responsabilidade de acompanhar nossos estudos. Era uma pessoa discreta, bem-humorada, caseira, amiga, convivia mais com os filhos. Procurava nos incentivar a esperar o pai chegar das viagens e surpreendê-lo com alguma novidade. Não era de passear na casa das vizinhas, mas recebia todos com atenção. Lembro de suas conversas e quando alguém fazia comentários não tão nobres a respeito de alguém, ela escutava e respondia ressaltando as qualidades dessa pessoa. Não lembro de ouvir minha mãe falar mal dos outros. Ela nos ensinava a ver sempre o lado bom das pessoas.

Na época da faculdade, ela foi meu suporte de energia. Na véspera de alguma prova, de matéria difícil, tinha necessidade de telefonar para ela e pedir ajuda. Durante a conversa, me acalmava, aos poucos ia reequilibrando meus pensenes ampliando minha lucidez. Hoje reconheço ter sido ela a principal pessoa a me ajudar, orientar a definir a cláusula pétrea da minha proéxis.

VIII. Meu Pai

Meu pai, filho do segundo casamento do meu avô, foi autodidata. Quando tinha uns cinco anos, ele e mais cinco irmãos ficaram órfãos de pai. Nessa época, começou a trabalhar para ajudar no sustento da família. Acordava de madrugada, recolhia o leite fornecido por pequenos produtores em tarros colocados na sela do cavalo e os entregava na Cooperativa. Assim, quando acabava suas atividades já era tarde para o colégio.

Conseguiu cursar até o 3º ano primário com dificuldade. Gostava muito de ler. Lembro dos livros encontrados na cabine do caminhão, os quais ele lia para mim. Eram histórias em português, italiano e francês e, nessas ocasiões, ele aproveitava para me alfabetizar.

Além dos livros, meu pai lia todos os jornais, escutava rádio e estava sempre bem informado a respeito dos acontecimentos mundiais. No seu trabalho, transportava produtos, inclusive para exportação, até o porto de Santos, litoral de São Paulo, local onde teve oportunidade de conviver com pessoas de outras nacionalidades e interagir com diferentes culturas e idiomas. Trocava livros, jornais e revistas com os tripulantes dos navios. Tinha também oportunidade de adquirir mercadorias variadas, inclusive linho italiano, utilizado por minha mãe na confecção dos ternos de meus irmãos, veludo inglês para meus vestidos e fitas de seda para os cabelos.

Lembro de minha avó paterna comentar sobre meu pai ser diferente de seus irmãos e amigos. Era um homem alto, forte, moreno, bem-humorado. Para ela, o mais inteligente, o mais educado e com maior força presencial. Não se detinha em futilidades próprias de sua idade, não fumava, não participava de jogos de bocha, futebol, cartas, ou ingeria bebidas alcoólicas. Provavelmente, por estes motivos, foi o único a ser escolhido para servir o Exército.

Seu maior traço-força, ao longo da vida, era a assistencialidade. Dentro de sua empresa, dava oportunidade às pessoas e as auxiliava em suas dificuldades. Ensinava-as a trabalhar, e vê-las bem-sucedidas era sua maior recompensa. Costumava dar o emprego, patrocinava a compra do terreno com pequena casa para moradia dos seus funcionários e em seguida os estimulava a construir outra melhor com seu próprio esforço. Inventava prêmios de final de ano para beneficiá-los.

Após o grave acidente com o caminhão que dirigia em São Paulo, deixou de viajar e ficou administrando a empresa transportadora. Tomava conta das famílias de seus empregados enquanto eles viajavam. Incontáveis vezes, veio ao meu consultório com crianças dos funcionários ou, mesmo me buscar para examinar os recém-nascidos nos berçários ou hospitalizados nas emergências.

IX. Escolhendo a família

Acompanhei o nascimento de meus irmãos. Em cada gravidez de minha mãe, enquanto ela confeccionava algumas peças de roupa para compor o enxoval para esperar o novo bebê, isso porque a gente herdava o enxoval do irmão mais velho, eu estava sempre por perto dando palpites. Ficava imaginando a chegada de minha irmã, de como iria enfeitá-la, imaginando os vestidos de renda com saia rodada.

Eu não sabia explicar, mas tinha a certeza íntima de, no extrafísico, termos planejado, de conviver sendo irmãs nesta vida. Em cada parto, realizado em casa com o auxílio de parteira, eu ficava na expectativa de sua chegada e finalmente revê-la. Lembro-me de ter chorado pelo menos duas vezes quando meu pai saía do quarto para dar a notícia de ter mais um irmão. Sabia que teria esses irmãos, mas a ordem para mim não estava certa. Ela demorou mais do que o planejado para chegar e eu questionava aos meus pais o que ela estaria fazendo para ter-se atrasado. As respostas não convenciam.

Mais tarde, minha mãe contava que, em tais momentos ficava preocupada comigo, por me ver decepcionada. Em compensação, no dia do parto de minha irmã, eu, com 10 anos, não fui à escola, fiquei arrumando a casa e preparando com carinho uma canja para minha mãe. Perto do horário do almoço, meu pai saiu do quarto sorrindo, chegou à cozinha com os olhos brilhando de felicidade e disse: *Nena, tua irmã chegou, e é uma menina grande, muito bonita, com bastante cabelo preto.*

Sem responder, envolta numa onda de contentamento, peguei um balde feito de madeira de cedro e saí feliz, correndo, pulando, cantando e rodando o balde, seguro em minha mão pela alça, para buscar água fria, direto da vertente, passando pela cerca que delimitava o pátio da casa, seguida de perto por nosso cachorro, chamado Totó, sempre pronto a nos acompanhar a qualquer movimento que fazíamos nos afastando de casa.

Há um fato interessante sobre esse cachorro. Em certa ocasião, nesse mesmo trajeto junto com meus irmãos, que seguiam por outro caminho, o Totó veio correndo em minha direção, pulou com as patas dianteiras em meu peito, derrubando-me de costas, para no mesmo impulso estrangular uma cobra venenosa que atravessava meu caminho.

Fui seguindo pela trilha no meio da mata, beirando o rio por pouco mais de cem metros, atravessei o rio e passei por um muro de pedras, chamado de taipa, até a vertente no meio da rocha, onde vertia água límpida, quase gelada, que usávamos para beber e preparar nossa alimentação.

Aquela água seria um agradecimento a minha mãe por ter me dado, finalmente, a irmã que eu tanto aguardava. Somente depois, mais calma, fui conhecê-la. Fiquei por um bom tempo com ela no colo, com o olhar focado em seu rosto, enquanto minha mãe tomou a sopa e descansou. Com o quarto em penumbra e em silêncio, lembro-me, até hoje, da sensação de olhar para aquele rosto sereno de bebê recém-nascido. Naquele estado de sonolência, de relaxamento, entrei em estado semelhante a um sonho, onde acessei a cena de nós duas conversando e programando a nossa vinda para esta dimensão e na mesma família. Lembrei do combinado de ficarmos sempre por perto e uma ajudar a outra. Eu fui a primeira filha. Depois vieram 4 irmãos e, por fim, as 2 irmãs.

X. Acessando a Programação de Vida

Ao começar a falar, entre dois e três anos, dizia querer ser médica de neném e, para isso, brincava imitando o médico, com meu irmão menor ou sozinha com as bonecas. Até a adolescência gostava de fazer chás e de medicar todo mundo.

Ao estudarmos a Conscienciologia, que é a ciência que estuda a consciência, ou ego, passamos a valorizar a nossa proéxis, que é a programação existencial, o projeto de vida com bases evolutivas concebido, planejado pela consciência, antes de renascer, a ser realizado na atual existência humana e nos inteiramos de que é no Curso Intermissivo, que é quando se dá o planejamento das nossas futuras vidas e programamos tarefas que precisaremos executar ao renascer.

Contudo, ao chegarmos nesta dimensão intrafísica, em geral não nos lembramos de quase nada a respeito do planejamento feito no período pré-ressoma. Ocorre um bloqueio, um restringimento de nossas potencialidades, provocado pela limitação de lucidez a que a consciência é submetida ao ressomar (renascer).

A compreensão do significado da proéxis, específica de cada pessoa, planejada antes de renascer, é tarefa única, pessoal, individual e intransferível. É um empreendimento que visa atender às necessidades de evolução da consciência, planejada e programada no Curso Intermissivo.

Desde muito pequena, tenho comigo a noção de ter nascido para realizar uma tarefa específica já programada, rememorada em pequenas pinceladas, pelas inspirações do *Amparador*.

A compreensão dessa tarefa vem se desenvolvendo e crescendo desde a infância até os dias de hoje. Sempre tive a certeza de que precisava ser médica, para, através dessa profissão, assistir mais pessoas. Acessei a proéxis nesta vida intrafísica, desde cedo, e devido a fatores financeiros de nossa família, a concretização dessa programação dependia de que meus irmãos tivessem iguais oportunidades de estudar.

Frequentávamos a escola de manhã e, à tarde, após minhas tarefas junto à minha mãe nos afazeres de casa e os cuidados com meus irmãos menores, sempre sobrava um tempo para brincar. Andava em carrinho de lomba, empurrava pneus morro acima para depois rolar morro abaixo encaixada dentro deles, indo cair no rio, como se estivesse em um toboágua. Subia nas árvores, tínhamos balanços de vários tamanhos feitos com as cordas descartadas do caminhão de nosso pai. Acompanhava os irmãos em todas as atividades, sem qualquer concessão ou mordomia. Morávamos em um lugar sem muita infraestrutura, mas não nos faltava nada.

O zelo conosco era diferenciado dos cuidados que as pessoas daquela comunidade dispensavam a seus filhos. Meu pai foi ampliando sua visão de mundo em consequência de suas viagens constantes e contato com outras culturas. Voltava sempre com algumas informações relacionadas aos cuidados com a saúde, e minha mãe as executava detalhadamente. As informações que meu pai trazia de fora permitiram que ela desenvolvesse visão de mundo diferente daquela usual aos nossos parentes e vizinhos, para quem ela transmitia as novidades quando tinha oportunidade.

Meus pais preferiam receber em casa nossos amigos. Aos domingos, havia pipoca, pinhão, lanche para os guris e seus amigos. O pátio ficava cheio de crianças e eu brincava de boneca com as meninas.

Meus irmãos, após as brincadeiras, mergulhavam no rio mais perto de casa. Nós, meninas, éramos acompanhadas de perto pela minha mãe, que nos separava do grupo de meninos para proteger nossa privacidade.

Gostávamos de brincar de casinha. As bonecas eram confeccionadas em casa e algumas ganhavam cabelo de milho. No final da tarde, mergulhávamos num segundo rio que atravessava nossas terras, com pequenas cachoeiras de águas límpidas.

Depois de meu pai comprar a casa de seu irmão, meu dindo, com todos os animais domésticos, o gado e a plantação, em pouco tempo, minha mãe deixou de ter necessidade de trabalhar na agricultura. Ele começou a nos manter com os ganhos de seu trabalho de motorista de caminhão.

As pessoas questionavam de que maneira meus pais conseguiriam nos dar estudo, se morávamos na colônia, longe das cidades e de escolas que nos preparassem para um curso superior. Nesses momentos, eu era tomada por um sentimento de incerteza, de insegurança em relação ao futuro.

Tinha conhecimento do quanto seria difícil para os meus pais dar a todos os filhos a oportunidade de estudar. Por outro lado, não desejávamos proceder igual a algumas famílias, permitindo apenas um dos filhos estudar e buscar uma profissão, enquanto os demais continuavam trabalhando na agricultura, dando suporte àquele irmão ausente, que nem sempre era grato à família ao término de seus estudos.

Nesses momentos de dúvida, e por mais de uma vez, o *Amparador* fraternamente me acalmava, lembrando-me de confiar nele. Na hora certa iria ensinar como fazer para ajudar meu pai. Dizia para ficar tranquila que todos iríamos estudar.

No lugar onde morávamos também não havia bancos. Por isso as economias eram guardadas em casa. Meu pai utilizava uma gaveta na cômoda do quarto para guardar documentos e poupança. Era uma gaveta aberta para minha mãe usar no atendimento de nossas necessidades, especialmente quando ele estivesse viajando. Aquela gaveta não chamava a nossa atenção. O exemplo dado pelos nossos pais ficou marcado em cada um de nós e conduzia nossas ações.

O maior ensinamento de nosso pai para nossas vidas foi sua postura, a posição assumida com os clientes com os quais negociava, e mais tarde o modo como tratava e cuidava de seus motoristas, e isto sem muito papel assinado. Tudo era feito com base na palavra de honra, fundamentado na confiança. Ninguém era obrigado a nada e ninguém escolhia o errado. Seu exemplarismo, postura e determinação eram o maior ensinamento.

XI. Atuando sob Orientação do Amparador

Na propriedade de um vizinho, nasceu um cavalo com certo tipo de alteração genética. Ele não cresceu e, sendo assim, não era útil para o trabalho na agricultura. Foi deixado em nossas terras para meus irmãos cuidarem e brincarem. Este pequeno cavalo acabou tornando-se uma grande companhia para mim e também minha ferramenta de trabalho.

Já nessa época, o *Amparador* passou a me orientar sobre como deveríamos agir para não utilizar mais as economias do pai. Entendi, mais tarde, ser esta uma inspiração evolutiva que ajudou a todos. Fez referência ao espaço disponível em nossas terras e ao fato de todos estarmos bem de saúde. Os meninos eram fortes e saudáveis. Por isso, poderíamos trabalhar plantando alimentos para nossos animais: galinhas, porcos e vacas.

Ao relatar para minha mãe e meus irmãos sobre essa orientação e o quanto poderíamos surpreender nosso pai, todos se mostraram entusiasmados e, no dia seguinte, começamos a colocar em prática as novas tarefas.

Quando o pai ia carregar o caminhão para o frigorífico, eu e meus irmãos mais velhos íamos junto levando um saco de aniagem para carregar os porquinhos que nasciam no trajeto, durante o transporte. Os leitõezinhos nos eram doados, com a condição de cada um se responsabilizar pelo bichinho levado para casa. Eu era alvo das zombarias de meus irmãos porque era a mais gordinha da família e meus porcos cresciam e engordavam muito, e por isso, mais tarde, eram vendidos para o frigorífico.

Um dos meus porcos não parava de crescer e engordar. O chiqueiro tinha espaço para quatro porcos, mas tivemos de retirar as divisórias e reforçar as estruturas para aguentar o seu peso. Foi grande a choradeira quando o caminhão do frigorífico veio buscá-lo. Ele ficou na história, porque deu para pagar parte do valor daquele semestre do internato.

A cada dois meses sacrificava-se um porco para uso doméstico. Geralmente, tal trabalho era realizado por um vizinho. Parte da carne e da banha era distribuída na vizinhança como pagamento de favores. Essas trocas eram costumeiras.

Numa dessas ocasiões, meu segundo irmão resolveu disputar com o cachorro o rabo do porco e acabou levando uma mordida nas costas. Passou vários dias com febre e eu estava encantada por poder fazer os curativos diários. Com a bexiga do porco faziam bola de futebol.

Procurávamos plantar um pouco de tudo. Nossa horta era bem sortida. Houve uma enchente e o riozinho próximo de nossa plantação transbordou soterrando os canteiros, inclusive as mudinhas prontas para o transplante. Quando o nível do rio baixou, passamos o dia desenterrando as mudas e refazendo os canteiros para recuperar nossa plantação de melancias, melões, pepinos, batatas, aipim, feijão, tomate, alface e outros.

Ao final da tarde, estávamos com lama até os cabelos. Os meninos se jogaram no rio. Eu quis ir junto, mas tive medo, pois a correnteza estava forte. Ao apanhar uma vara para medir a profundidade do rio, pisei num arbusto que tinha sido arrancado pela correnteza e estava com as raízes voltadas para cima. Senti uma picada no pé, parecendo ser de formiga. Sem me certificar para ver exatamente do que se tratava, tentei retirar o bicho que mordia o meu pé.

Em minha mão, segurava algo gelado, escorregadio, macio e pesado. Aquilo não podia ser formiga. Olhei e vi que estava segurando a cabeça de uma cobra e pelo pavor acabei fechando mais a mão. Entrei em pânico, afastei o braço e a cobra para longe de meu corpo, gritando, mas sem conseguir soltá-la. A cobra ficou se contorcendo e batendo em mim. Apesar do pedido dos meus irmãos para abrir a mão e libertar o animal, não consegui. Como ficaram com medo de chegar perto, meu irmão bateu em meu braço com um pedaço de madeira e só assim consegui libertar a cobra. Saí correndo, chorando, chamando pela minha mãe. Corri como nunca. Nem meus irmãos conseguiram alcançar-me dessa vez. Ao chegar em casa, encontramos minha mãe se preparando para ordenhar as vacas.

Tomei banho e em seguida comecei a passar mal. O local da picada estava mudando de cor e aquela coloração diferente subia até a metade da perna. O vizinho mais próximo morava a 1 km de nossa casa e também trabalhava com caminhão. Ele estava chegando de viagem. Não tinha acabado de cumprimentar a esposa e filhos quando nos socorreu levando-nos para o hospital.

Nessa época, meu pai já era dono de seu próprio caminhão e possuía também uma camionete. Naquela tarde, ele se encontrava na oficina, em Guaporé, tratando da revisão do caminhão. Surpreendeu-se ao nos ver ali e ficou assustado quando minha mãe lhe contou o que havia acontecido. Pegou-me no colo e fomos todos para o hospital. Minha mãe com minha irmã bebê voltaram para casa aproveitando a carona do vizinho. Fiquei internada para tomar soro antiofídico e meu pai ficou comigo.

A partir desse acontecimento, meus irmãos não me deixavam mais cortar o mato junto com eles. A sabedoria popular indicava que pessoas picadas por cobras atraíam outras cobras devido ter sido contaminada com o veneno. Cobra era o que não faltava em nossas terras. Como não trabalhávamos a maior parte de nossa propriedade, acabou por tornar-se um viveiro para os animais que fugiam das queimadas feitas pelos vizinhos, sazonalmente.

Os irmãos mais velhos cortavam o mato em meu lugar. Mas isso não era gratuito. Nessa negociação, eu cuidava, lavava, passava, ajudava a confeccionar as roupas e cerzia suas meias.

Lembro bem da festa que fizemos quando meu pai chegou em casa com o seu primeiro caminhão, o maior de todos na época, um F8. Eu e meus irmãos o ajudamos a lavar, a encerar, a polir e a lustrar inclusive as madeirinhas da carroceria.

XII. Ajudando Financeiramente

A nossa produção foi aumentando e os produtos agrícolas começaram a sobrar. Seguindo orientação do *Amparador,* com aquele pequeno cavalo, chamado Petiço, comecei a sair de casa para vender galinhas, queijos e ovos. Meu pai vendia os porcos para o frigorífico.

Havia dois locais de minha preferência para vender as mercadorias e onde eu também fazia compras. Em um deles, comprava alimentos não produzidos em nossa propriedade e, no outro, adquiria vestimentas e produtos necessários para o nosso trabalho e escola. A escolha do local dependia da lista de compras que eu tinha.

Esse último local, o meu favorito, era de propriedade de casal amigo de meus pais. A senhora, pessoa simpática, culta e de muito bom gosto, recebia-me bem, orientava-me nas compras e comentava que meus pais iam gostar de ver seus filhos bem cuidados, bem vestidos e com as melhores notas na escola. Eu a tinha por modelo. Estimulava-me a comprar coisas diferentes: tecidos, material escolar e guloseimas.

Aos poucos, começou a sobrar dinheiro das minhas vendas. Nossa mãe sugeriu colocarmos esse dinheiro na gaveta somente quando tivéssemos juntado um maço de notas igual aos ali guardados pelo pai. Ele costumava fazer maços de Cr$100,00 (a moeda da época era o cruzeiro) e empilhá-los na gaveta. Quando chegava das viagens, acomodava-se na mesa grande da sala para fazer a contabilidade.

Nessa ocasião, não foi diferente e, ao terminar de fazer suas contas, percebeu haver sobrado um maço de dinheiro. Nós todos estávamos, disfarçadamente, ao redor, aguardando para ver sua reação quando percebesse ter dinheiro a mais. E também porque, dessa vez, não tínhamos usado o dinheiro deixado por ele para nossas necessidades.

Brincou dizendo que estávamos atrapalhando-o com as brincadeiras e por essa razão estava errando nas contas. Ficamos, então, quietos e ansiosos, pois sabíamos que ele não estava errado. Contou o dinheiro novamente e mais uma vez sobrou o mesmo valor. Com o maço de notas na mão, olhou para a mãe e perguntou o significado daquilo. Ela lhe sugeriu perguntar a nós. Meu irmão mais velho apontou para mim. Expliquei-lhe que aquele *homem que falava comigo* nos orientou como proceder para colocarmos dinheiro na gaveta. Com isso, ele iria ter meios para comprar outro caminhão e no futuro, poderíamos sair de lá e morar em uma cidade maior onde houvesse universidade, na qual todos teriam a oportunidade de estudar.

Sua primeira reação foi de preocupação de estarmos passando necessidades, nos sacrificando para fazer essa poupança. Mas observou continuarmos nutridos e dispostos. Compreendeu, plenamente, o fato de não só não estarmos mais usando o dinheiro guardado na gaveta para nossas despesas, como ainda estarmos acrescentando. Num abraço emocionado prometeu que faria de tudo para estudarmos e assegurou que nosso futuro seria diferente do dele, que não tivera oportunidade de estudar.

XIII. Projeções em Conjunto

Na infância, com 8 para 9 anos, tive amiga mais próxima que morava em frente a minha casa e também tinha muitos irmãos. Éramos as únicas meninas no meio de um monte de meninos. Nos intervalos das tarefas escolares e domésticas, ambas ajudávamos nossas mães a cuidar dos irmãos menores, nos encontrávamos para brincar. Nosso lazer preferido era fazer de conta que viajávamos juntas. Costumávamos deitar debaixo de uma árvore com sombra acolhedora ao lado de nossa casa para *viajar* as duas.

Essas *viagens* eram experiências fora do corpo (projeções), para lugares predeterminados, programados por nós duas. Depois de um tempo fazendo esta brincadeira, contamos para minha mãe sobre as *viagens* conjuntas. Durante um período ela nos incentivou, buscando entender o que estava acontecendo. Eu e minha amiga descobrimos ter melhores resultados quando ficávamos de mãos dadas, concentradas, relaxadas, quase dormindo.

A curiosidade de minha mãe aumentou. Quis saber como aquilo acontecia e como se podia viajar assim. Passou a ficar por perto quando estávamos *viajando*, e, na volta, nos pedia relatórios escritos sobre o acontecido. Verbalmente, o assunto dava ensejo a dúvidas: uma começava a contar a história, a outra continuava e isto podia sugerir uma invencionice de nossa parte.

Pediu-nos para escrever separadamente a ocorrência vivenciada a fim de eliminarmos dúvidas. Ao ler nossos relatórios, se surpreendia com a semelhança de nossas histórias. Mais tarde, conseguia confirmar a veracidade do que estava escrito. Quando ela se certificou serem nossas viagens verdadeiras, quis saber detalhes de como seria possível termos as duas as mesmas experiências, encontrarmos as mesmas pessoas, identificarmos conhecidos que estavam na cidade, enquanto estávamos deitadas debaixo de uma árvore, de mãos dadas.

Cheia de questionamentos, minha mãe conversou com a mãe de minha amiga sobre essas ocorrências as quais, agora sei, eram projetivas. Quando o padre compareceu na vila para rezar a missa num domingo à tarde, a mãe de minha amiga, muito religiosa, aproveitou para contar-lhe sobre nossas viagens.

Aquele domingo era um dia frio e chuvoso. Meu pai estava viajando e minha mãe nos manteve ocupados dentro de casa, até com o intuito de não sermos avistados pelo padre.

No final da tarde, saindo da casa da vizinha, depois de algumas horas conversando sozinho com minha amiga, o padre bateu em nossa casa. Queria saber se estava tudo bem, especialmente se *eu* estava bem. Minha mãe, parada em pé na porta de entrada, rodeada por meus irmãos e me protegendo com o seu corpo, não dando oportunidade para o padre entrar, respondeu estarmos todos bem, sem precisarmos de nada. Ele insistiu. Como participava eu das brincadeiras com minha amiga, e isso,segundo ele, era "coisa do demônio", ele queria dar a bênção. Minha mãe, mantendo seu posicionamento de não deixá-lo falar comigo, permaneceu na porta da casa, despachando-o dizendo: *de filha minha, cuido eu.*

A partir desse domingo, minha amiga começou a me evitar. Nunca falou sobre a conversa que teve com o padre. Nossos momentos de recreação não eram mais uma com a outra. Nunca mais brincamos de nos projetar juntas. Pouco tempo depois desse episódio, a família dela mudou-se para bem distante e eu nunca mais tive notícias.

Naquela época, experiências desse tipo não eram naturais para os moradores daquele lugarejo. Não havia pessoas com conhecimento e vivências multidimensionais para nos esclarecer. A religião católica predominava e regia a conduta das pessoas e não existia centro espírita ou livrarias com material sobre o assunto.

O afastamento de minha amiga pode ter sido por medo da conversa com o padre. Outra hipótese, que possivelmente aconteceu, foi um provável trancamento do parapsiquismo ou mediunidade. Isso significa fazer parar, podar, trancar as parapercepções da pessoa, causando a cessação dos fenômenos parapsíquicos. A consequência na pessoa submetida a esse trancamento é o bloqueio de chacras e da sua manifestação energética. O parapsiquismo fica silenciado, inativo, adormecido. Conforme a pessoa e o grau de trancamento, o parapsiquismo pode ser desbloqueado.

A aplicação da técnica do estado vibracional (EV), que é o trabalho com as energias, por meio da impulsão da própria vontade, ajuda na organização, equilíbrio e higidez holossomática, ou seja, promove desbloqueios energéticos e consequente saúde física. Junto com a técnica do arco voltaico, abordada no capítulo Epilepsia, potencializa estes desbloqueios.

Cortar o parapsiquismo de uma pessoa mais lúcida é como cortar a sua inteligência. Para algumas é como privá-la de importante ferramenta pró-evolutiva.

Parapsiquismo é o conjunto de parapercepções que permitem à consciência extrapolar os limites do corpo físico, adentrando o mundo extrafísico. Representa canal de comunicação interdimensional. É perceber, interagir, captar informações e orientações do ampador de função ou de qualquer consciência extrafísica e aplicá-las na vida pessoal e profissional, com lucidez e discernimento.

É uma habilidade intrínseca a todas as pessoas e nos permite interagir multidimensionalmente. Pode ser aprimorada através da vontade, ou bloqueada pela própria pessoa ou por traumas do passado. Possibilita a vivência integral da consciência e nos permite vivenciar o Paradigma Consciencial, proposto pela Conscienciologia, modelo capaz de abranger e explicar a complexidade das manifestações conscienciais.

Parapsiquismo é ferramenta que impulsiona e alavanca a evolução de toda pessoa que a usar de maneira assistencial e cosmoética e traz o profissionalismo à assistência multidimensional.

A interação conscin/amparador dá-se através do parapsiquismo, condição *sine qua non* para haver esta comunicação. Em outras palavras, a conscin parapsíquica experiente, lúcida, detém um nível de autoconscientização multidimensional capaz de perceber e identificar as consciências presentes, envolvidas a cada momento. Por outro lado, pessoas que, por serem mais céticas ou religiosas, podem negar suas próprias parapercepções e não querer tal interação.

XIV. Prova de Admissão

Estudamos todos na escola da vila, chamada Linha Oitava, até a 4ª série do ensino fundamental, com a mesma professora e todos na mesma sala de aula, no turno da manhã. O ensino nessa escola terminava na 4ª série. Assim, a maioria de nossos amigos e conhecidos parava de estudar, pois teriam de sair de casa para prosseguir nos estudos. Meus irmãos e eu fomos dos poucos alunos a continuar estudando e, para isso, tivemos de ir morar em Guaporé /RS.

Para entrar no ginásio, havia uma prova de admissão. Meu pai comprou o livro e ajudou a me preparar para a prova. Ao chegar de viagem, estudava comigo e deixava tarefa de casa a ser feito até sua volta.

Para realizar a prova, fiquei uns dias no internato, em Guaporé. O colégio estava vazio, época de férias das alunas; senti-me intimidada pela imponência do local e pelas freiras circulando em silêncio pelos corredores. Amedrontava-me o tamanho daqueles dormitórios com mais de cinquenta camas vazias. Não conseguia dormir e a movimentação das freiras rezando pelos corredores, com aqueles hábitos pretos emitindo um som de vento ao se deslocarem na escuridão, me apavorava.

No dia da prova, estava ansiosa com a possibilidade de ir logo para casa, prejudicando a concentração e, assim, não tive tranquilidade para responder as perguntas, embora soubesse as respostas.

As meninas daquela época eram preparadas para casar e ter filhos. Na gestação de meu terceiro irmão, me dei conta da mudança no corpo de minha mãe, falei para mim mesma e para ela, que nunca teria aquela barriga, porque não iria casar e ter filhos. Ela ficou muito chocada. Por algum tempo questionou sobre como iria ter minha própria família e ficava preocupada por eu vir a ficar sozinha. Certo dia, o *Amparador* vendo a preocupação de minha mãe, mostrou-me que, quando adulta, conheceria um homem e ele teria um menino que eu poderia cuidar.

Como não fui aprovada no exame de admissão, tive de cursar o 5º ano no internato, única possibilidade de continuar a estudar naquele momento. No colégio, descobri que havia a condição de estudar de graça, sendo noviça. Possibilidade descoberta por mim nos dias em que fiquei na escola para fazer a prova de admissão. Apesar de intimamente não achar certo, vi a possibilidade de meus irmãos também estudarem. Falei então para meus pais que desejava ser freira, apesar de não ser esse o meu objetivo.

Fui com meu pai fazer a matrícula no internato. Lá, ele quis saber a diferença entre as alunas internas e as aspirantes a freira. A diretora abriu uma grande porta e mostrou o interior da escola. Vimos meninas lavando escadarias, corredores, vidros de janelas. Meu pai disse não querer que eu trabalhasse assim, para ter mais tempo e me dedicar aos estudos. Além disso, sua preocupação referia-se aos cuidados que ele tinha comigo, devido à sequela de poliomielite.

De volta à sala, a diretora fez várias perguntas e uma delas foi muito direta: por que eu queria ser freira? Respondi, da mesma forma: porque eu não queria casar e ter filhos. Ambos ficaram surpresos. Meu pai, especialmente, disse-me, então, que nunca me obrigaria a isso. Eu não precisaria estudar para freira para não casar. E assim, fui matriculada na condição de aluna.

XV. Internato em Guaporé

Fui para o internato do Colégio Scalabrini de Guaporé (RS) com 11 anos; a minha vida mudou muito. Reconheço ter chegado lá meio *bicho do mato*. Acostumada a acompanhar meus irmãos, livres no campo, após a escola, a cuidar dos animais, tarefa obrigatória e prazerosa pelas manhãs antes da aula e no final das tardes. Repentinamente, toda essa liberdade e contato com a natureza ficou restrita ao prédio frio do colégio e às inúmeras regras a seguir. Éramos cinquenta internas no mesmo dormitório. As aspirantes à freira e as freiras ocupavam outros dois dormitórios.

Eu fazia parte do grupo das pequenas e éramos acompanhadas por uma freira, Irmã Dileta, responsável por supervisionar nossas atividades. Às seis horas da manhã, ela nos acordava com uma sineta barulhenta e, independentemente das condições do tempo, íamos à missa no centro da cidade. No inverno, geava e nevava durante toda a estação. Saíamos de um colégio enorme, frio, impessoal, para uma igreja mais gelada ainda. No verão, quando o tempo melhorava, entrávamos em férias.

Na volta da missa matinal, o café estava pronto. Pegávamos nosso material escolar na sala das tarefas e íamos direto para a sala de aula. O almoço, em um refeitório enorme, reunia todas as moradoras do prédio, inclusive as freiras que ficavam separadas em um local exclusivo para elas. Apesar de toda essa exclusividade, escutávamos todas as conversas. Tínhamos 30 minutos de intervalo no pátio. Ao voltar, ficávamos confinadas em uma sala onde cada interna tinha a própria escrivaninha, tipo baú, que chamávamos de carteira, com o respectivo material escolar. Ali fazíamos os temas e desenvolvíamos outras tarefas, como bordar, costurar, pintar.

Nas brincadeiras e, às vezes, até fazendo parte do tema de aula, escrevíamos sobre nossa futura profissão. A maioria optava falar sobre ser professora. Eu sempre tive a convicção e a certeza de que iria ser médica pediatra. Anos após, recebi em meu consultório uma ex-interna do colégio, com os dois filhos para consultar. Curiosa, queria confirmar se eu era a mesma menina de nosso tempo de internato, que tinha convicções tão fortes a respeito da profissão que queria exercer no futuro.

Nas aulas de desenho, volta e meia eu tinha problemas, sem me dar conta, acabava repetindo o desenho de certo tipo de árvore com o tronco esculpido marrom alto e galhos curtos no topo, de folhas pequenas, muito verdes. Em reunião com a presença de meu pai, o desenho foi mostrado a ele. Perguntaram-lhe o motivo da repetição desse tema nos meus trabalhos. Nem eu nem ele sabíamos a resposta. Respondeu às freiras que não valorizassem os desenhos. Meu objetivo maior ali era estudar e me preparar para a universidade.

Após o lanche da tarde, havia jogos no pátio. Meus preferidos eram o vôlei e o pingue-pongue. Nos dias de sol, entretanto, preferia refugiar-me em meu ninho, dentro do emaranhado verde na divisa entre a horta e o pomar. Havia uma trepadeira sobre a cerca divisória e fiz um buraco na grade enferrujada. Ali, em contato com a terra e o verde das plantas, deitava no chão e, muitas vezes, me projetava para conviver um pouco com minha família.

Aos sábados, quando ia para casa, cobrava e procurava pelas guloseimas feitas durante a semana. Em projeção, sabia o que eles haviam feito. Numa ocasião, procurei por *grostoli,* um tipo de biscoitos fritos, feitos naquela semana. Como não sobrou, minha mãe tentou convencer-me de que não havia dado tempo para fazer. Para mostrar minha certeza, sabia que meu segundo irmão tinha ajudado e que uma gota de gordura quente havia queimado seu braço.

O jantar era às 19h. Conforme a estação do ano, depois do jantar, ou íamos para o pátio novamente ou para um salão, onde brincávamos ou escutávamos música.

Tínhamos um professor mais velho, solteiro, que morava na esquina próxima ao colégio. Eventualmente, durante os finais de semana, ele nos levava a passear na cidade e, conforme o filme, íamos ao cinema. Essas ocasiões, contudo, eram raríssimas.

Algumas colegas moravam na cidade e estudavam apenas no turno da manhã. Vez ou outra, o médico, pai de uma delas, mandava-me buscar no internato para estudar com a filha dele. Eu considerava esses convites uma oportunidade agradável para sair daquela rotina. Nos sábados em que não ia para casa, por estar de castigo ou por prova na segunda-feira, íamos com uma freira visitar os presos na cadeia, localizada no porão da prefeitura, no centro da cidade.

Nos domingos à tarde tínhamos cerimônias litúrgicas na capela do colégio. Todas as moradoras do internato eram obrigadas a participar. De minha parte, apesar de preferir outra atividade, participava desse ato com respeito. Nesses momentos, procurava entrar em reflexão profunda. Hoje sei, tais reflexões levavam-me à descoincidência e, descoincidida, eu vivenciava fenômenos parapsíquicos.

Em uma dessas cerimônias, o padre idoso que a ministrou, prestou especial atenção em mim. Uma onda de carinho e afeto por ele me envolveu. Naquele momento de reflexão junto com o *Amparador*, percebi estar ele doente, em fase final da vida.

Ele, por sua vez, após a cerimônia, procurou a freira responsável pelas internas e mandou um recado. Pediu-me para escrever-lhe uma carta com um desenho. Tendo em vista minha percepção de seu frágil estado de saúde, durante minhas tarefas escolares, continuei pensando nele e isso criou um campo energético assistencial, pensava nele desejando que acontecesse o melhor. Envolvida por um desses campos, escrevi a carta.

Em poucos dias recebi a resposta, na qual ele relatou uma precognição, que é o conhecimento antecipado de um fato ainda não ocorrido, sobre o meu futuro. Escreveu-me motivando a não desistir de meu sonho. Ele iria se concretizar e eu seria uma profissional assistencial para muitas pessoas. Eu não estaria sozinha na tarefa, pois tinha a companhia de uma *consciência* extrafisica que ficaria comigo por toda a vida.

O meu entendimento de *anjo da guarda* era diferente daquele ensinado pelas freiras e padres e nem era apenas uma pintura tais as muitas existentes nos tetos das igrejas. Para mim, ele deveria ser alguém que estivesse ali para ajudar e orientar de fato, igual ao *homem que falava comigo.* Este existia e nós interagíamos. Tanto no internato, na faculdade e, mais tarde, durante a vida profissional, a interação continuou e, em decorrência desta convivência, eu aprendi a importância de fazer assistência aos outros. Minha lucidez ampliava-se nesses momentos de interação e o sentido da assistência e da Cosmoética, que é a moral cósmica, multidimensional, que transcende a moral social intrafísica, predominavam.

Meus pais também leram a carta, minha mãe lembrou-se da previsão da cigana, no portão de nossa casa há algum tempo atrás. Duas semanas depois ficamos sabendo, no internato, sobre a dessoma do padre no seminário.

No início do 2º ano de internato, nos primeiros 20 dias de aula, quando fazia a 1ª série do ginásio, tive problema oftalmológico: ao levantar para ir à missa, percebi haver alguma coisa errada com meu olho direito. Isso se agravou durante a aula. Eu não conseguia ler e uma espécie de nuvem acompanhava o movimento de meu olho. Orientadas pelo médico local, as freiras me levaram para consulta. Nesse dia, um oftalmologista vindo de Porto Alegre estaria na cidade. O tratamento indicado foi repouso. O médico falou também alguma coisa sobre cirurgia.

Pela orientação de repouso, meus pais foram me buscar e eu acabei ficando o ano inteiro em casa. Nunca chegaram a um diagnóstico conclusivo e assim o problema oftalmológico foi considerado um processo infeccioso com provável foco nas amígdalas. Viajei muitas vezes a Porto Alegre para consultar, até ser indicada uma amigdalectomia, mesmo sem eu ter problemas de amigdalites.

Esse ano, apesar de ter sido frustrante sob o ponto de vista escolar, foi muito bom. Foi o primeiro ano de escola do meu irmão mais velho fora de casa. Ajudei minha mãe a cuidar da irmã caçula nascida prematura, em setembro, e exigindo muitos cuidados. Aproveitei o tempo restante para continuar minhas vendas.

Também nesse ano, meu pai sofreu acidente de caminhão em São Paulo, a caminho do porto de Santos. No interior de São Paulo, havia uma usina onde ele carregava açúcar e depois retornava para o sul. Num final de tarde, início de noite, eu estava brincando no pátio com meus irmãos, quando vi o caminhão de meu pai rolando em uma ribanceira e ele se segurando firme na direção.

O *Amparador,* antecipando as cenas, mostrou a necessidade de ele sair de dentro da cabine para não morrer. Então, chorando, deitada na grama, de olhos fechados, fui conversando com meu pai, pedindo-lhe para abrir as mãos, soltar o volante, e com isso ser jogado para fora da cabine. Fiquei gritando *pai, abre as mãos, pai, abre as mãos,* até ser atendida por ele. Caiu para fora do veículo e ficou preso nos galhos de uma árvore. Nesse momento, relaxei e fiquei muito quieta. Minha mãe me sacudiu e falei: *agora ele está bem, caiu para fora do caminhão e está bem.* Havia vivenciado novamente o fenômeno conhecido por clarividência viajora.

Ele voltou para casa todo enfaixado e cheio de escoriações, mas sem traumatismos graves. A mãe perguntou se lembrava de como aconteceu o acidente. Emocionado, disse-nos estar capotando, agarrado firme no volante para não cair para fora do caminhão, na época não havia cintos de segurança, quando ouviu minha voz pedindo para soltar as mãos do volante. Soltou-se com o susto de ouvir minha voz. Foi lançado através da janela aberta e se salvou. A cabine ficou toda amassada com o peso da carga. Se ele tivesse ficado lá dentro, não teria conseguido sobreviver.

XVI. Delineando o Futuro

Retomei meus estudos, voltei para o internato no colégio Scalabrini, em Guaporé. Era meu primeiro ano de ginásio. Já estava habituada com a rotina do internato e o ano transcorreu sem grandes novidades.

No 2º ano, fiquei morando com primos em casa alugada, para ficar junto de meu irmão. Ele havia ido estudar nessa cidade, em regime de semi-internato, e ficou morando em hotel perto do Colégio Marista.

Durante as férias de final de ano, pela necessidade de meu terceiro irmão sair de casa para estudar, nosso pai decidiu fazer a mudança para Canoas, cidade onde era feita a manutenção dos caminhões da sua transportadora.

Completei o ginásio no Colégio Maria Auxiliadora de Canoas e só no 2º grau me transferi para a mesma escola pública, Colégio Marechal Rondon, onde meus irmãos estudavam para cursar o científico, pois o colégio preparava muito bem para o vestibular.

Quando me candidatei para a universidade, o vestibular era unificado. Fui aprovada na terceira opção, na Faculdade Católica de Pelotas. A partir daí, a presença do *Amparador* tornou-se cada vez mais constante em minha vida.

No dia da matrícula, uma segunda-feira de janeiro de 1971, eu e meu irmão fomos de ônibus para Pelotas/RS. Ele conhecia bem a cidade por ter acompanhado, nas férias, um motorista da empresa de meu pai. Fomos, em um primeiro momento, conhecer a faculdade e realizar a matrícula. Orientados pela secretária, procuramos local para eu morar. Escolhemos a casa de uma senhora idosa, simpática, que alugava apenas um quarto para estudantes.

Depois, passeamos pela cidade e, quando percebemos, já estava anoitecendo. Fomos para a rodoviária comprar a passagem de volta. Para nossa surpresa, todos os estudantes de fora de Pelotas que tinham ido fazer suas matrículas lá estavam, em enormes filas, aguardando o momento de voltar para Porto Alegre.

Cansados, mas felizes, nos divertimos muito no meio daquela bagunça. Por um alto-falante, os estudantes eram solicitados a aguardar a chegada dos próximos ônibus.

Nosso horário ficou previsto para o intervalo entre 19 e 20 horas. Enquanto aguardávamos na fila, meu irmão saiu para comprar um lanche. Tomada pelo cansaço e pela emoção, ali sozinha, refletindo sobre o futuro, fui desligando do ruído do ambiente. Uma acalmia íntima tomou conta de mim e, por um momento, tive a sensação de ter cochilado.

Quando abri os olhos, estava mais escuro e, no meio daquela multidão, uma figura de homem, bem familiar, elegante como de costume, com seu chapéu de feltro preto, encostado na parede da rodoviária, foi se alongando até o teto do prédio. Olhando para mim, com sorriso simpático e carinhoso, me deu parabéns num diálogo transmental e, movimentando a mão, fez sinal de que desejava falar comigo.

Num sobressalto, como se estivesse voltando de um sonho, pedi ao colega em minha frente para guardar o meu lugar. Saí correndo para encontrar meu irmão. Surpreso por me ver assustada e também por eu ter abandonado nosso lugar na fila, contei o que tinha acontecido e ele, na maior tranquilidade, disse-me não acreditar que tivesse fugido do *homem que falava comigo* desde sempre.

Só então me dei conta da atitude imatura e impensada. Tentei justificar-me alegando cansaço. Apesar disso, uma sensação de arrependimento e de frustração tomou conta de mim. Minha impulsividade e mania de questionar tudo, resultava na perda de oportunidades e de aprendizado.

Voltei para o meu lugar na fila, torcendo para o *Amparador* não ter ido embora. Não o vi mais, mas alguma coisa agradável e reconfortante pairava no ar. Fiquei pensando no que ele teria para dizer e me dei conta do quanto a presença dessa consciência mexia comigo. Eu não era cobrada de nada, ele nunca impôs sua presença e sempre foi amigo e orientador. Sua energia, por si só, era reconfortante.

Meu irmão e eu fizemos o lanche ali mesmo na fila e mais ou menos às 20 horas entramos no ônibus. Já estava escuro. Sentei ao lado da janela. No corredor, os estudantes faziam brincadeiras e meu irmão foi participar. Relaxada no meu lugar, percebi e enxerguei, por clarividência, a presença do *Amparador* sentado ao meu lado. Meu primeiro pensamento foi: *o senhor não pode sentar aí porque este é o lugar do meu irmão.* Com calma, ele se virou e me olhando de frente sorrindo, repetiu a necessidade de falar comigo.

Fui tomada por uma confusão de sentimentos e, ao mesmo tempo, estava feliz por ele não ter ido embora, por ter tanta paciência comigo e por ter dado o tempo necessário para assimilar sua presença. Eu pressentia não ser essa apenas uma visita de amigo. Parecia-me estar esperando pelo momento: era hora de assumir uma responsabilidade com a qual eu estava comprometida.

Esperava, mais dias menos dias, ser convocada para fazer alguma coisa para retribuir tantas orientações recebidas até então. Contudo, naquele momento, com o *Amparador* sentado ao meu lado, senti o peso dessa responsabilidade. Compreendi não poder mais adiar nosso encontro. O momento havia chegado, eu tinha de enfrentá-lo e não estava sabendo como bancar aquele compromisso.

Pelas vivências anteriores, sabia estar me preparando para realizar minha proéxis. Seria esse o começo da realização de nossos trabalhos conjuntos? Tentei concentrar-me para poder compreender o significado da presença dessa consciência em minha vida. Percebi estar sendo entendida por ele e, com voz calma e postura fraterna, pediu para eu não ficar assustada, pois estaríamos sempre juntos e ele estava ali para programarmos o nosso futuro. Lembrou-me o combinado, de eu emprestar minhas mãos para ele terminar sua tarefa. Ele iria acompanhar-me durante o curso de Medicina.

Foi assustador quando ele pronunciou a palavra *futuro*. Afinal de contas, eu tinha acabado de fazer a matrícula na faculdade e esta não era uma faculdade qualquer. Não sabia se conseguiria terminar o curso e cumprir esse compromisso. A exigência era muito grande e, no meu entendimento não poderia errar, não tinha esse direito.

Lidar com pessoas 24 horas por dia não seria uma tarefa simples, o outro para mim estaria sempre em primeiro lugar. Sabia das dificuldades que iria enfrentar ao longo do curso e, mesmo assim, queria fazer o melhor. Sabia também que estava comprometida com essa profissão e tinha consciência da amplitude, da responsabilidade que me aguardava. Na minha concepção, eu queria fazer a diferença.

O Amparador fez mais uma pausa e quando mais calma, pegou na minha mão e hoje sei bem o significado desse toque e começou a falar. Parabenizou-me novamente, dizendo ter sido esse o primeiro passo, mas eu ainda teria outras dificuldades a enfrentar. Rememorou um pouco o passado e elogiou-me por ter feito tudo corretamente.

Em tom de brincadeira comentou ter sido divertido ficar observando-me, com medo, passar no meio da mata. Lembrei então de que com qualquer barulho ou som, eu fechava os olhos, assustada com os ruídos da natureza ao passar por túneis de mata virgem, refúgio de muitos animais. Naqueles momentos, fazia o cavalo andar mais depressa.

Comentou ter sido eu, com a minha postura, exemplo para minha família. O meu pai respeitava minhas opiniões e minha mãe confiava no meu bom senso e responsabilidade. Com relação a meus irmãos, havia aprendido a cuidar de todos eles. Estava saindo de casa mais uma vez, mas o exemplo ficaria.

Meu irmão, durante a viagem, volta e meia, tentava sentar ao meu lado, mas não conseguia ficar por muito tempo. Dizia-me não saber por que, mas sentia-se estranho naquele lugar, era como se estivesse sentando no colo de alguém. Mentalmente, tive a intenção de pedir para o *Amparador* deixá-lo sentar, mas, ao mesmo tempo, estava curiosa para saber sobre a programação futura.

Pela primeira vez nesta vida, consegui olhá-lo de frente e conversar normalmente sem ansiedade. Ouvi o que ele tinha para dizer olhando em seus olhos. Ao falar sobre o futuro, dividiu minha vida em três fases. A *primeira fase da vida* iria durar até eu acabar minha formação acadêmica, e adiantou que o período de faculdade seria uma vida especial. Antecipou a mudança para outra faculdade, onde me prepararia melhor para o desempenho de nossa tarefa.

Durante a conversa, ajudou-me a rememorar, com certos detalhes, nossa convivência no extrafísico e, assim, percebi que esse encontro estava marcado desde antes de minha ressoma. Aquele momento era reservado para marcar as diretrizes de nosso trabalho de assistência que começaria nos primeiros anos da faculdade.

Como de costume, pela personalidade questionadora, tive de perguntar como iríamos trabalhar, nós dois, se ele não aparecia para os outros, como e por que eu deveria confiar nele. Respondeu para eu não me preocupar agora, que tudo aconteceria por sua vez e na hora certa.

Minha *segunda fase da vida* seria a parte mais importante para ele. Na combinação feita anteriormente sobre o nosso trabalho, eu concordara em emprestar minhas mãos para ele realizar sua tarefa. Sem entender a dimensão dessa proposta assustadora para mim naquele momento, fiquei aturdida buscando compreender como seria trabalhar com ele. Ao mesmo tempo em que ele ia falando, vivenciava sentimento de segurança e de certeza de dar certo.

Nesse momento, falou um pouco dele, de sua visão de conjunto maior a partir da dimensão em que se encontrava, facultando-lhe conhecer o futuro. Foi me tranquilizando aos poucos. Disse que estaria ao meu lado, inclusive me acompanharia durante o curso de medicina e não iria induzir a fazer o que não concordasse. Estaria por perto para orientar o melhor caminho, a melhor conduta, o melhor diagnóstico e para ajudar a repensar as atitudes. Sua tarefa seria esclarecer as dúvidas e indecisões. Bastava pensar nele.

Para eu ficar mais segura, propôs fazermos um pacto de confiança. Eu emprestaria minhas mãos para o seu trabalho, e ele, orientando e inspirando, não me deixaria incorrer em erro médico. Nunca esqueci daquele momento, pois a certeza de não errar, de não vir a prejudicar alguém por desconhecimento, vaidade, orgulho ou onipotência era de vital importância.

Ao se preparar para ir embora, de pé disse: *a terceira fase da vida será só sua*. Parei para pensar no significado disto e lembrei-me daqueles velhos médicos, alguns em cadeiras de rodas, comemorando os cinquenta anos de formados e que iam visitar o prédio da faculdade, dei-me conta de ter muito pouco a fazer.

Falou que eu seria mais inteligente do que eles e pararia de trabalhar tendo ainda boa qualidade de vida. Mesmo assim, não consegui vislumbrar nada interessante para fazer. Sugeriu para ficar atenta que, no futuro teria um trabalho maior, de assistência multidimensional, esperando por mim. De pé, preparando-se para ir embora, caminhando no corredor do ônibus em direção à porta de saída, parou, olhou para trás respondendo ao meu pedido para adiantar algo que poderia realizar, sorrindo sugeriu: *quem sabe, escreva nossa história.*

Naquele momento, pensei tratar-se de brincadeira para ajudar a relaxar após tantas informações ainda não assimiladas. Hoje me dou conta da importância daquele recado. Compreendo que não posso adotar postura egoísta a respeito das vivências com essa consciência. Reconheço não poder guardá-las somente para mim. Este livro faz parte de minha proéxis.

XVII. Início da Faculdade

Após os primeiros quinze dias de aula na Faculdade Católica de Medicina de Pelotas, houve remanejo de vagas e fui transferida para outra faculdade a (UFPEL), Universidade Federal de Pelotas, minha segunda opção. Numa segunda-feira de manhã, tomei um táxi até o pátio da faculdade. Ao descer do carro, futuros colegas encheram as mãos de cascalho e foram jogando aos meus pés, como se fossem pétalas de flores. Um deles, carinhosamente, pegou minha mão e me conduziu até a sala de aula. No caminho, apresentou-me para todos como sendo a nova colega.

Por ser muito tímida, não sei como consegui caminhar. Até aquele momento, não conhecia ninguém. A atitude poderia até ter sido brincadeira de mau gosto, mas a interpretei como gesto carinhoso de boas-vindas. Este foi o primeiro contato com o grupo pelo qual, de uma certa forma, fui acarinhada durante os seis anos seguintes. E ainda hoje sou tratada com especial carinho por eles quando nos encontramos para comemorar o aniversário de nossa formatura.

No primeiro dia de aula, fomos recebidos pelo professor de Psiquiatria, nosso futuro paraninfo. Ele enfatizou a necessidade de repensarmos a escolha da carreira na área médica. Lembrou-nos da importância da ética e da abnegação em nossas vidas, além do fraternismo e da assistencialidade a serem incorporados dali por diante. Perguntou-nos se estávamos preparados para abrir mão das escolhas pessoais em prol de nossos pacientes.

Ao final da palestra de boas-vindas, fomos orientados a entrar na sala em frente, para o primeiro contato com o futuro imediato: a sala de anatomia humana, onde nos aguardavam cadáveres dispostos em várias mesas. Foi impactante para todos esse enfrentamento inevitável, houve quem chorasse, quem ficasse nauseado, quem sentasse no chão em reflexão. Fomos divididos em quatro grupos e cada um direcionado para a mesa com o cadáver destinado a servir de material de estudo até o final daquele ano.

Nosso grupo ficou em volta da mesa, em silêncio, com respeito. Penso que, no íntimo, todos pedimos permissão e agradecemos por ele estar ali fazendo parte de nossa formação.

Na segunda aula de anatomia, mais familiarizados com a sala e com o cheiro de formol, escolhemos o nome de Liliko para aquele corpo de rapaz jovem, nosso cadáver parceiro. Num momento de reflexão, senti necessidade de agradecer àquela consciência/consciex por estar ali se doando para o nosso aprendizado.

O grupo passou a lidar com aquele corpo com respeito e gratidão. Se ele estava ali, certamente era porque não tinha família. Fomos informados de que os corpos disponibilizados para estudo eram de indigentes. Esse era mais um motivo para o tratarmos com respeito. A partir daquele momento, tornou-se elemento importante para cada um de nós e companheiro de nossos estudos.

XVIII. Carona

Depois de minha chegada de táxi para o primeiro dia de aula, soube ser tradição antiga na cidade dar carona aos alunos da Universidade Federal de Pelotas, por estar situada em bairro distante do centro e com poucos meios de transporte para atender aos desencontrados horários de aula. Passei então a pedir carona junto com os colegas. Quando contei aos meus familiares sobre esse costume, eles se mostraram apreensivos e preocupados com minha segurança.

Certo dia, no final do 1º semestre, um carro grande e luxuoso parou para nos dar carona, e o motorista, um senhor muito simpático, começou a conversar comigo, dizendo conhecer-me desde Guaporé, junto com meu pai. Ele havia sido gerente de banco naquela cidade.

Comentou ser amigo de meu pai com quem, segundo ele, eu me parecia muito. Contou sobre certa manhã muito fria de inverno, quando eu e meu pai o acordamos em casa para combinar o pagamento do internato. Perguntou a meu pai, naquela manhã distante, como conseguia ter coragem de me deixar em um colégio gelado, todo de pedra.

Por eu ser mulher não precisava estudar. Recebeu resposta inesperada, inteligente, surpreendente por vir de um motorista de caminhão. Meu pai, com gesto carinhoso e protetor, envolveu-me no seu casaco, e falou-lhe sobre minha vontade de estudar Medicina. Ele faria qualquer coisa para isso acontecer. Além do mais, ficaria realizado se suas filhas conquistassem independência econômica, para não precisar de um homem para sustentá-las.

A seguir, esse senhor, gerente de banco em Pelotas naquela ocasião, deu-me parabéns por eu estar cursando a faculdade de Medicina almejada e pelo pai que tive a sorte de ter, com ideias tão avançadas para aquela época.

Apesar de eu haver solicitado a ele que não contasse para minha família sobre a carona, o antigo amigo telefonou ao meu pai naquele mesmo dia e contou-lhe sobre o nosso encontro. Nas férias de julho, ao chegar em casa, um fusca 0 km me esperava na garagem. Para evitar outras caronas com desconhecidos, meu pai achou melhor eu ter meu próprio carro e evitar caronas. O que fez com cada filho ao entrar na faculdade.

XIX. Professor de Psiquiatria

A cadeira de Psiquiatria era obrigatória em todos os semestres, do 1º ao 5º ano da faculdade. Nos dois primeiros anos, os alunos tinham a tarefa de entrevistar pessoas da comunidade: famílias, noivas, crianças, adolescentes e velhos. No primeiro ano, fui sorteada para entrevistar uma família.

Ao lado da pensão onde fui morar, após a mudança de faculdade e de moradia, havia um mercado, cujos donos eram casal com dois filhos e avós paternos. Aceitaram colaborar para o meu trabalho em psiquiatria, com as entrevistas, por um ano. Foi muito bom e fácil para mim. Nosso convívio era de uma hora por semana, e a interação com toda a família, propiciou experiências, inclusive de parapsiquismo. A menina mais velha, segundo seu pediatra, sofria de terror noturno. Eu, por ter vivenciado essa condição, durante as entrevistas, brincando com a criança, pude esclarecer a ela e a seus pais a respeito dos sonhos pesadelares. Em pouco tempo, não teve mais medo dos sonhos.

No 2º ano, fui sorteada para entrevistar uma noiva. O meu relacionamento com ela foi fácil desde a primeira entrevista. Comportava-se com naturalidade, contava seus problemas com o noivo, ambos eram, esporadicamente, usuários de drogas. Eu não tinha vivência desse problema. Meus pais, irmãos ou outros familiares não eram fumantes, nem faziam uso de bebidas alcoólicas. Tentava passar isso para minha entrevistada.

Nos relatos das entrevistas apresentados na aula de Psiquiatria, não me dei conta da dificuldade que tive de relatar o real comportamento da moça em relação ao noivo. Os relatórios eram lidos e discutidos em grupo com o monitor. Não eram programadas aulas teóricas com o chefe da cadeira. Contudo, se houvesse algum problema, a aula seria dada por ele.

Lembro, nitidamente, de todos os detalhes daquele dia: em tais momentos, era como se fosse avisada pelo *Amparador*, antecipadamente, que o problema era comigo. Eu tinha enorme respeito e admiração por aquele professor, embora sua presença também me intimidasse. Ele sabia muito da personalidade de cada aluno.

Quando entrou na sala de aula, passou pelos alunos com passos firmes e, enquanto se dirigia à frente, a sinalética energética parapsíquica, indicadora da aproximação do *Amparador*, instalou-se e, então, não tive mais dúvida: o assunto seria comigo. Em seguida, me chamou para ir à frente ler meu relatório.

A presença desse professor mexia com minhas emoções. Nesse dia, permaneci, naquele momento, surpreendentemente calma e imperturbável. Li o relatório de minha entrevista com a noiva e ele o colocou em discussão. De maneira inconsciente, eu havia relatado o que seria o ideal e como agiria se estivesse no lugar dela. Para mim, ser noiva implicava em afeto, respeito e admiração, atributos não revelados por ela em nossas conversas.

Meus colegas, junto com os monitores, debateram o relacionamento, a interação e empatia conquistados com a entrevistada. De repente, o professor levantou-se e perguntou a todos, de maneira enfática: *quem é a noiva?*

Um silêncio perturbador se instalou. Ninguém respondeu mais nada. A sinalética energética parapsíquica continuava instalada. Eu tinha certeza de não estar sozinha e parecia-me tudo aquilo se passar bem longe de mim. Sentia o *Amparador* ao meu lado. Se assim não fosse, certamente já estaria chorando ou teria fugido da sala de aula.

O professor então, com calma, leu alguns trechos de meu relatório, mostrando quem era a noiva e por quê. Fui submetida a interrogatório, através do qual percebi haver colocado traços de minha própria personalidade naquele papel.

De fato, através desse trabalho ele acabava nos conhecendo a todos. A aula foi muito esclarecedora no sentido de precisarmos estar atentos, aprender a ler nas entrelinhas para captar a informação real e assimilar o sentimento do outro para poder assisti-lo em sua integridade.

Logo após a formatura, encontrei esse professor e sua esposa no centro de Porto Alegre. Nessa ocasião, convidou-me para conversarmos. Fomos até o bar da Livraria do Globo, onde tomamos sorvete enquanto ele contava para a esposa meu perfil de aluna durante aqueles seis anos de faculdade. Revelou, naquela ocasião, ter percebido minha sensibilidade parapsíquica. Lembrou-se da paciente que saiu da crise conversiva de três meses, após eu ter conversado com ela. Disse que, durante os estágios no sanatório, ele percebia que a minha maneira de lidar com os pacientes trazia resultados positivos. Comentou que gostava de observar, de longe, minhas interações com os pacientes.

O resultado de nosso encontro confirmou para mim que o receio que eu tinha dele durante a faculdade, se devia à minha percepção de que ele fazia a leitura energética de cada aluno. Algo, na maneira de lidar com os alunos, denunciava sua mediunidade. Mas, na condição de estudante numa faculdade de Medicina, e naquela época, não tive coragem de abordar esse assunto com ele, e ele, no papel de professor, restringiu-se à ciência convencional.

XX. Desassédio (Síndrome Conversiva)

A partir do 3º ano de faculdade, começamos a ter estágios no hospital. Eram estágios de três meses, acompanhando um professor de cada especialidade. Além do estudo no hospital-escola, acompanhávamos os professores no atendimento a seus pacientes particulares em todo o hospital.

Durante o estágio de Neurologia, meu professor foi chamado para avaliar paciente hospitalizada há mais de três meses com diagnóstico de Síndrome Conversiva. Ao chegarmos ao quarto, encontramos uma equipe médica reunida com a família, inclusive o médico responsável pela doente, também chefe da cadeira de Psiquiatria. Eu era a única aluna ali. Não entrei. Fiquei na porta observando a paciente. Sabia muito pouco sobre ela. A posição em que se encontrava na cama, toda encolhida, chamou minha atenção. Ela se mantinha imóvel.

Parecia ser jovem. Os médicos estavam programando levá-la para o bloco cirúrgico a fim de colocá-la em posição anatômica, fisiológica, sob sedação.

Fiquei no corredor, observando e prestando atenção na equipe de professores, decidindo qual a melhor conduta a ser tomada no atendimento àquela paciente. Fui tomada por um misto de sonolência, tontura, visão desfocada, desconforto generalizado, angústia, taquicardia, misturado com irritabilidade e indignação, mas, ao mesmo tempo sentia-me contida, aprisionada, perturbada sem conseguir agir. Não acostumada com esta confusão de sentimentos, ainda apoiada na parede do outro lado do corredor, olhei para a paciente por entre os médicos se movimentando no quarto. Vi seu rosto se transfigurar numa figura masculina transmitindo indignação pela presença dos profissionais no quarto.

A princípio parei para refletir sobre o que estava acontecendo. Fechei os olhos, apertando as pálpebras com força, em seguida abri, pisquei para focar a imagem. Quando olhei novamente, a figura irritada havia desparecido. Percebi que, aos poucos, o mal-estar ia passando. Sabia que o desconforto não era meu. Nesse instante, percebi a chegada do *Amparador* que parou na cabeceira da cama, perto da paciente, em postura acolhedora e assistencial. Com o olhar determinado, fazendo um gesto com a mão direita, falou movimentando os lábios: *vamos começar nosso trabalho. Hoje, às 14 horas, te espero aqui*, e desapareceu.

No primeiro momento, eu não consegui elaborar bem aquela informação. Fiquei sem entender, atordoada, pensei como poderia ajudar, principalmente sendo ela paciente particular do médico chefe da cadeira de Psiquiatria. Era quase meio-dia, saí sem ser percebida, peguei o carro e, instintivamente, fui dirigindo em direção ao Laranjal, praia de água doce da Lagoa dos Patos. Caminhando na margem, eu conseguia refletir, acalmar as emoções, ampliar a lucidez, organizar os pensamentos.

Lembrei-me da conversa dentro do ônibus no dia da matrícula. Sentia não poder faltar ao encontro com o *Amparador* junto à paciente.

Em casa, minhas colegas de apartamento tinham almoçado. Às 13h30min, voltamos para a faculdade. Elas desceram do carro e eu fiquei procrastinando, pois ainda não tinha muita certeza do que deveria fazer. Abri a porta do carro, sem conseguir descer. Meu corpo ficou pesado, os movimentos lentos. Fiquei ali parada enquanto avaliava qual a melhor atitude a ser tomada. A aula era importante, matéria para a prova da semana. Ao mesmo tempo, não desejava dar explicações às colegas sobre o que eu precisava fazer. Por clariaudiência escutei: *a aula pode ser recuperada, a assistência não.* Percebi, então, ser aquela tarefa prioritária e só minha.

Naquela época, não se falava sobre fenômenos parapsíquicos. Eu, estudante de Medicina de faculdade tradicionalmente conhecida pela cadeira de Psiquiatria, procurei esconder minhas vivências com o *Amparador.* Durante todo aquele tempo, tive receio de essa condição ser interpretada de maneira patológica e vir a prejudicar minha formação no curso de Medicina.

Fechei a porta do carro e saí em direção ao hospital. Estacionei longe para não ser encontrada e fui direto ao quarto combinado. Ela estava acompanhada pelos pais e irmãos. Pedi licença a eles, apesar dos protestos dos dois irmãos, por ser eu apenas uma estudante de Medicina. A mãe os convenceu a sair e eu passei a chave na porta para não ser interrompida. Ao me dirigir à paciente, o *Amparador* estava lá perto dela.

Com postura acolhedora e serena, o *Amparador* passou a orientar e a inspirar sobre como conversar e agir com ela. Indicou começar chamando-a pelo nome; repeti-o algumas vezes até ela esboçar a primeira reação. Fui massageando suavemente suas mãos rígidas e frias. Aos poucos, começou movimentando as pálpebras, piscar, tentando olhar quem estava falando e sair do estado de obnubilação, de autoassédio a que se submeteu há 3 meses.

Assédio é a invasão ou intrusão doentia de ideias, emoções ou energias de uma consciência em outra. É a ação pensenizadora negativa de uma ou mais consciências contra outra consciência ou grupo de consciências. Todo heteroassédio começa pelo autoassédio: que é a incapacidade da consciência conviver sadia e equilibradamente consigo mesma. É a doença ou distúrbio mais comum aos seres humanos. Existem assédios interconscienciais extrafísicos que potencializam as doenças orgânicas; a ação de um assediador pode ser suicida.

Desassédio é a expulsão, pela vontade, das energias conscienciais residuais, indesejáveis ou doentias que se fixam no microuniverso consciencial do indivíduo. É um processo terapêutico e de desbloqueio de energias conscienciais.

Falei que estava ali no papel de amiga para ajudá-la, falei meu nome, sugeri que poderia chamar-me pelo apelido. Como se estivesse passando um filme na minha tela mental, fui relatando a cena do estupro, da traição de confiança, da angústia causada pelo próprio namorado. Ela estava muito envergonhada e em choque, com medo de ter engravidado, pois naquela época, as moças, principalmente do interior, não costumavam ter experiências sexuais antes do casamento. Além do mais, a mágoa era muito grande. Sentia-se ferida, assustada, angustiada frente à agressão moral inflingida por quem ela confiava.

Havia sido encontrada dentro de casa naquela posição, há três meses, e desde aquele dia, não falou ou se movimentou mais. Ninguém sabia ser a violência do estupro a causa daquele quadro.

À medida que eu ia falando, orientada pelo *Amparador*, ela começou a reagir. Disse-lhe para não dar tanto valor ao acontecido, que perdoasse o namorado, desejando o melhor para ele. Aproveitar a oportunidade para aprender com a experiência. Começou a escorrer lágrimas de seus olhos, tentava se movimentar sem conseguir. Procurava ajudá-la e incentivá-la a reagir, mostrando que dependia dela sair daquele quadro. Ao mesmo tempo, aproveitei para esclarecer o que estava acontecendo com seu corpo, por estar tanto tempo sem se movimentar. Para não deixar a mágoa, o ressentimento, o medo comprometer sua vida e sua evolução. Para refletir sobre a mutilação a qual estava se submetendo, desnutrindo, se alimentando por sonda nasogástrica, encolhida, rígida, em extrema contratura muscular e com escaras a ponto de infectar. Que fosse inteligente e entendesse a atitude instintiva e impensada do namorado.

Depois de certo tempo, percebi seu desejo de se comunicar, mas ainda não conseguia movimentar um único músculo da face. Continuei a massageá-la, orientando-a a permanecer calma, pois eu só sairia dali quando ela conseguisse se movimentar e falar. Contar ou não o real motivo de se ter submetido àquela paralisação, só ela poderia decidir. Procurei fazê-la compreender a importância de reagir, saindo daquela condição. Dependia desse entendimento para evitar o procedimento médico, marcado para o final da tarde. Tentei mostrar que seria mais um trauma. Por isso, dependíamos da vontade e compreensão dela. Procurava passar-lhe a ideia de minimizar o ocorrido e desdramatizar a situação.

Durante todo o procedimento, tenho consciência de ter dado passividade ativa ao *Amparador* em todos os momentos. Cada movimento feito com o soma da paciente era, e reconheço hoje, uma forma de energização. Dou-me conta de que o despertamento e a recuperação de sua lucidez começou a acontecer a partir da energização, técnica que o *Amparador* chamava *de nossa energia;* usávamos esta técnica desde o início de nossos trabalhos conjuntos e do esclarecimento e entendimento a respeito do ocorrido. A técnica salva vidas e consiste na exteriorização intensa de energias, pelas mãos na cabeça do assistido. Hoje, estudo tal técnica que é utilizada na Conscienciologia e chama-se arco voltaico.

Passaram-se cerca de três horas e ela já conseguia falar algumas palavras, com dificuldade. Tomou água, relaxou o corpo todo saindo da contratura muscular instalada há tanto tempo. Sentou-se com os pés apoiados na escada, e um dos braços apoiado na mesa de servir as refeições, atravessada sobre a cama. Quando se sentiu segura, autorizou-me a abrir a porta.

Os familiares aguardavam em silêncio. Os pais estavam sentados em cadeiras, no corredor, e os irmãos, no chão. Quando a porta foi aberta, jogaram-se para dentro do quarto. Ao vê-los abraçados, chorando e falando muito, saí do quarto um pouco descoincidida, como se estivesse volitando, sem olhar para trás.

Ao chegar no carro, estava leve, eufórica, com sentimento de paz interior, pela decisão de seguir a orientação do *Amparador* e pela assistência realizada, ao mesmo tempo vislumbrando como seria a convivência com ele no futuro, quando emprestaria minhas mãos para trabalharmos.

Sem pensar muito, instintivamente fui para meu lugar de reflexão, a Praia do Laranjal, onde conseguia uma expansão de consciência, a lucidez se ampliava e eu conseguia maior entendimento sobre aquele homem, meu *Amparador*. Ao mesmo tempo, não queria que os professores soubessem que eu havia passado por aquele quarto quando chegassem, às 19h, para o procedimento marcado.

O *Amparador* havia prometido que não seria prejudicada com nosso trabalho e que seria entendida sem ser questionada. Até o presente momento, não passei por situações constrangedoras nos trabalhos em parceria com o *Amparador*. E isso foi muito sério e importante para a realização do trabalho. Seria complicado dar explicações dessas vivências, durante a faculdade, para alguém que não vivencia ou não aceita pensar sobre o assunto, ou ainda mostra resistência e não entende sobre fenômenos parapsíquicos, nem demonstra interesse em se esclarecer. Tinha receio dessas vivências serem interpretadas de maneira patológica e comprometer a conclusão do curso.

Nos dias seguintes, não cheguei nem perto daquela enfermaria e nenhum comentário foi feito. Também não fiquei sabendo mais nada sobre a evolução do estado de saúde da paciente.

Aproximadamente dois meses mais tarde, recebi carta daquela moça, no endereço do apartamento em que morava no centro da cidade. Agradecendo e tentando entender como que eu, estudante de Medicina, podia saber tanto sobre ela, se nem ela mesma estava, ainda, se permitindo pensar sobre aqueles momentos de extrema impotência e angústia que vivenciara. Falou que a saída encontrada para suportar aquela situação degradante foi permanecer encolhida e, assim, sobreviver.

Contou ainda haver tido alta poucos dias depois daquelas horas esclarecedoras nas quais começou a se recuperar fisicamente, entender a agressão e perdoar. Naquele momento, estava em casa com familiares e fazendo exercícios com a fonoaudióloga e fisioterapia.

XXI. Outro Estágio

Em outro estágio, acompanhei um professor com fama de intransigente. Foi um grande aprendizado. Decidida a tentar conhecê-lo, fui sem medo para o estágio com ele, até porque tinha nota suficiente naquela disciplina; não dependeria da nota de avaliação.

O professor era charmoso, inteligente, detalhista, exigente, pontual, obsessivo em tudo, um excelente profissional e muito técnico. E eu o admirava muito.

Meu primeiro passo foi começar a chegar antes dele no hospital, pois a pontualidade era um de seus atributos. Quando ele percebeu, começou a chegar mais cedo, até, em certa ocasião, termos chegado os dois ao mesmo tempo, de madrugada. Quando professor e alunos estivessem reunidos, começavam as visitas aos pacientes nos quartos. O grupo era formado por dois alunos de cada ano, ou seja, 3º, 4º, 5º e 6º ano.

Visitamos uma paciente idosa, culta e simpática, submetida a uma cirurgia de grande porte no dia anterior. Durante a troca de curativos, com todos aqueles alunos do sexo masculino ao redor, percebi o sofrimento e o constrangimento dela. No grupo de estudantes, eu era a única mulher.

No dia seguinte, cheguei mais cedo e fui direto ao seu quarto. Recebeu-me com sorriso simpático de contentamento. Pediu-me para trocar o curativo antes de o doutor chegar. Expliquei-lhe não ter permissão para trocar curativos por ser aluna do 3º ano e não ter ainda tido oportunidade de realizar esses procedimentos com esse médico. Com lágrimas nos olhos, disse-me não suportar expor o corpo, com mais de 70 anos, para tantos homens. Disse-me ser fazendeira e pertencer a uma família tradicional e ter sido educada em colégio de freiras, com muitas restrições e rigidez. Aquela situação estava sendo muito difícil. A exposição do corpo doía mais do que a troca de curativos.

Sensibilizada, na companhia do *Amparador* procurei a enfermeira do andar para me auxiliar. Assistida por ela, troquei o curativo. A enfermeira orientou a técnica, conforme o professor exigia. Tranquilizou-me ter feito tudo corretamente, e clinicamente não haver sinais de infecção ou sangramento. Assim, o médico não teria motivos para me chamar a atenção ou questionar sobre o curativo.

Feito isso, voltei para a sala de espera aguardando os demais colegas para novo dia de visitas. Quando todos entraram no quarto daquela senhora, fiquei para trás. Recebeu a equipe médica com um sorriso no rosto. Quando o médico pediu o carrinho de curativos, se ajeitou na cama, agradeceu e disse não ser necessário porque a doutorinha já havia feito o curativo e tinha mãos mágicas. Fez-se silêncio assustador no ambiente. O professor olhou para trás me procurando e não falou nada naquele momento.

No final da manhã, na saída do bloco cirúrgico, pediu-me explicação. Argumentei ter percebido o sofrimento da paciente, o choro durante o procedimento do dia anterior devido, não à dor física, mas ao constrangimento.

No dia seguinte, o professor fez de conta que eu não estava presente, deixou transparecer seu descontentamento através da rápida movimentação pelos corredores do hospital. Devido a isso, sentei-me numa escadinha que dá acesso ao sótão do hospital e ali fiquei, contendo o choro. Ao perceber minha ausência nas visitas, voltou para me procurar e perguntou se eu ia continuar sentada. Respondi, com determinação, estar aguardando sua orientação e também não estar conseguindo acompanhá-lo, naquela velocidade, pelos corredores.

Após esse dia e nos seguintes, na hora de ir para o bloco cirúrgico para acompanhar os procedimentos cirúrgicos, enquanto os colegas iam ao vestiário trocar de roupa, eu saía do hospital e me dirigia para meu canto de reflexão, na Praia do Laranjal. O sol era reconfortante e energizador e o encontro com o *Amparador* um grande aprendizado.

Alguns dias mais tarde, o professor se deu conta de eu não estar entre os alunos para assistir o procedimento cirúrgico. Mandou-me recado avisando para eu não me atrasar no dia seguinte. Quando apareci, pediu-me explicações, ameaçou-me com a nota do estágio e me colocou em campo. Durante a cirurgia, minha tarefa foi a de segurar os afastadores permitindo maior campo para ele trabalhar. Permaneci em silêncio, dialogando mentalmente com o *Amparador*. Com paciência e discernimento foi mostrando todos os pontos positivos desse professor, me indicando quais seriam as referências a seguir.

No final do estágio, reuniu todos os alunos e falou sobre cada um. Olhando para mim disse-nos não ter encontrado, nos mais de 15 anos de docência, aluno a enfrentá-lo com determinação, coragem e sensibilidade capaz de mostrar-lhe as suas dificuldades de lidar com os alunos. No grupo havia um aluno, inteligente o bastante, para ter se preparado de modo a não precisar de nota para aprovação. Determinado a fazer o melhor para merecer a oportunidade concedida pela família de frequentar o curso de Medicina, e sensível o suficiente com os pacientes. Soube mostrar a ele que olhar o outro como um todo, às vezes, pode ser o melhor tratamento. Nesse estágio, pela primeira vez em sua carreira de professor, deu a um aluno nota 10.

Acabei acompanhando-o em estágios nos dois anos seguintes. Aprendi muito com ele sobre profissionalismo. Certamente, foi um dos exemplos na faculdade, que levei para minha vida profissional.

XXII. Meu Irmão

No 6º ano de Medicina eu estava em São Paulo fazendo estágio de Pediatria. Estávamos em aula de cirurgia pediátrica, no horário da noite, no hospital Darci Vargas, no bairro Morumbi, onde também morávamos, quando meu pai me telefonou. Comunicou-me que meu terceiro irmão estava doente e hospitalizado. No primeiro momento, fui tomada por grande sensação de angústia e medo. A intuição me dizia sobre a gravidade da doença, inclusive de uma possível dessoma. Antes de qualquer reação, percebi estar amparada, tranquilizada e acarinhada. A sinalética energética denotava a presença do *Amparador*.

Encostei-me à parede e escorreguei até o chão. Com muita serenidade e com a lucidez ampliada, falei com meu pai ao telefone e, orientada pelo *Amparador*, indiquei como proceder. Enxerguei meu irmão por clarividência, e constatei que o médico neurologista que o havia atendido e hospitalizado não tinha acertado o diagnóstico. Percebi que o quadro clínico era grave. Pedi ao meu pai para pegar papel e caneta e escrever o nome da doença, que eu iria soletrar: Guillain Barré. Eu não tinha visto, na prática, nenhum paciente com esse diagnóstico. Só conhecia através dos livros.

Falei para meu pai procurar no guia telefônico o nome de meu professor de Neurologia e solicitar a ele, com autorização do médico que havia hospitalizado meu irmão, a ir até Canoas-RS examiná-lo e mostrar o nome da doença. Tudo isso aconteceu durante aquela noite enquanto eu estava em São Paulo.

Desliguei o telefone e entrei em estado de transe. Sentei na cama, encostei-me à cabeceira e não escutei nem percebi fisicamente mais nada. Enquanto isso, meus colegas foram até o aeroporto e conseguiram passagem para eu voltar para casa no dia seguinte.

Meus colegas entenderam a gravidade da patologia do meu irmão e ficaram se questionando a respeito de minha certeza a respeito da doença de Guillain Barré. Mesmo sem entender de que jeito, eu havia acessado a informação do diagnóstico, eles perceberam que eu estava certa. Segundo me disseram posteriormente, havia *uma coisa* no ar que apontava para o acerto daquela doença.

Enquanto isso, em Canoas, após examinar meu irmão e reavaliar os exames, o professor de Neurologia, atendendo à solicitação de meu pai, perguntou a ele de que maneira, eu, em São Paulo há 5 meses, sabia desse diagnóstico. Meu pai lhe respondeu que não sabia como, mas estava convicto de que eu estava certa.

No dia seguinte, fui para Porto Alegre. Quando cheguei ao hospital em Canoas, abracei meu irmão, aliviada e feliz por ele estar bem e consciente, podendo conversar comigo. Com olhar admirado me respondeu: *como assim, Jô? Passaste a noite sentada nessa cadeira, me cuidando.* Realmente, havia passado a noite projetada ao lado dele no hospital. Meus pais informaram que, durante a noite, meu irmão não deixou ninguém sentar na cadeira a seu lado, alegando que eu estava lá.

Assim foi o fim do meu estágio em SP. Faltavam poucos dias para acabar e, por ter boas notas, fui dispensada, mantendo a vaga para residência em Pediatria.

A partir daí, de maio até outubro, tudo aconteceu com meu irmão: teve todas as intercorrências e complicações que qualquer outra pessoa com a mesma doença não teria. Dias antes da última hospitalização, em outubro, acompanhei-o a uma revisão médica, junto com nosso pai. Após o médico, meu professor, o haver examinado e orientado a manter o mesmo tratamento, afirmei que os sintomas apresentados naquela ocasião eram de diabetes. O professor bateu no ombro do meu pai e disse: *essas doutorinhas! Ainda nem se formaram e já estão dando aulas ao seu professor.* Naquele momento, ele não valorizou minha informação, nem examinou a possibilidade de ser de fato diabetes através de exames laboratoriais.

Dois dias depois, voltando do plantão de 24 horas do estágio voluntário que estava fazendo no hospital onde mais tarde fiz minha especialização em Pediatria, num sábado, após o meio-dia, cheguei em casa, em Canoas, onde morava com os meus pais, e encontrei meu irmão em cetoacidose diabética. Atordoada, sem acreditar no que estava acontecendo e sem dar explicações, peguei o carro e tentei chegar ao hospital em Porto Alegre para conseguir vaga e encontrar o professor.

No caminho, não lembro bem como aconteceu, em um semáforo, um ônibus saindo da parada, bateu no carro, prendeu o para-choques no para-lamas do pneu do lado do carona e me arrastou, fazendo-me rodar na pista. Sem nenhuma alteração emocional, desci do carro, fechei as portas, peguei um táxi e fui para o hospital. Após ter conseguido a vaga para o meu irmão, avisei meu pai do acontecido, inclusive com o carro.

Meu irmão foi hospitalizado em Porto Alegre por volta das 14h. O professor estava dando aula em Pelotas. O neurologista de plantão, apesar da gravidade, e de eu estar insistindo por sua confirmação do diagnóstico de diabetes e começar a tratá-lo, não o fez. Tentou me convencer de eu estar errada. Teria de esperar até o professor voltar.

Telefonei para a esposa do professor e ela entrou em contato com ele. De carro, voltou para Porto Alegre e foi direto para o hospital, onde chegou às 19h, ou seja, 5 horas após a internação.

Acompanhado pelo plantonista que havia desconsiderado a possibilidade de diabetes, meu professor entrou no quarto, parou na porta, observou meu irmão dispneico e disse ao plantonista: *estás sentindo o hálito de maçã azeda? Isto é cetoacidose diabética.* Rapidamente, chamaram a endocrinologista, transferiram-no para a UTI onde ele permaneceu por 15 dias.

Por ele estar numa unidade onde as visitas eram restritas, na condição de estudante de Medicina procurei permanecer ao seu lado o maior tempo possível. Um dia, estava muito quieto, sem falar comigo. Fiz então a ausculta cardíaca e ouvi os batimentos cardíacos hipofonéticos e bradicárdico, a respiração estava superficial. Rapidamente, chamei o plantão, ele abriu os olhos e me disse: *calma, Jô, eu estava sonhando que estava em casa jogando futebol.* Hoje, entendo que, naquele momento, ele poderia estar projetado.

Esse meu irmão tinha personalidade calma, tranquila. Parecia não ter pressa, poucas coisas o incomodavam, era muito amigo dos seus colegas. Na semana do estudante, havia jogos e competições na cidade de Canoas e ele sempre se destacava no futebol, no basquete ou no vôlei. Recebeu diversas medalhas naquelas ocasiões.

Entre os irmãos era o que menos se envolvia em desavenças. Quando havia alguma discussão em casa, ele nos dizia que tais atitudes não levavam a nada e se afastava.

Muito inteligente, entrou na faculdade de Engenharia Mecânica, que era seu sonho, e percebeu o início da doença, durante uma prova, quando não conseguiu realizar o trabalho que envolvia desenho.

Dessomou no dia 23/10/76, após uma grave pneumonia por estafilococo, no mesmo ano de minha formatura em Medicina e da formatura do meu irmão em Engenharia Civil.

SEGUNDA FASE
DA VIDA

Parte 1. Consultório

I. Reflexões

Minha *vida* foi de aprendizado no convívio com essa consciência orientadora e incansável, o *Amparador,* o qual nunca se aproveitou de sua posição de mais conhecimento e, sempre, despretensioso e generosamente, mostrou-me como agir para fazer o melhor.

Amparador é uma consciência extrafísica, técnica no domínio das energias e na abordagem assistencial. Trabalha de igual para igual com o assistente, é nosso amigo de outras vidas e tem a tarefa de auxiliar a consciência humana a evoluir, visando o trabalho assistencial. Tem visão mais ampla, conhecimento e habilidades para ajudar os outros. Estimula o assistente a pensar grande, vai estar onde o assistido está, onde a assistência mais universalista e mais altruísta for necessária.

O amparador tem o propósito de dar autonomia, de criar condições para o assistente trabalhar. Tem a função de aumentar o nível de lucidez e, com isso, qualificar o trabalho de ajudar os outros. Dá ferramentas para a pessoa tomar a melhor decisão e a mais adequada. Atua utilizando energia e ectoplasma disponibilizados pela conscin que ele ampara para a assistência a enfermos intra e extrafísicos, mas pode também utilizar energias de outras fontes, ou seja, das demais consciências, dos animais ou da natureza. Tem-se amparador pelas atitudes pró-evolutivas. Na vida intrafísica, importam os resultados de nossas ações.

Quando temos uma profissão otimizadora da assistência aos outros, seja ela qual for, na maioria das vezes, não estamos sozinhos. O mundo energético extrafísico interage a todo momento com cada um de nós, interferindo em nossas relações, devido a trocas constantes de energia. Para alguns a energia tem cor e som. Cada vez mais, temos provas de que a vida é multidimensional.

Ao trabalharmos com Cosmoética, fraternidade, com intenção de ajudar, de esclarecer e de fazer o melhor, sem esperar nada em troca, adotamos uma postura facilitadora para a aproximação do amparador. Daí o motivo para não desvalorizarmos os *insights* vindos para auxiliar e esclarecer. Estes se constituem na intuição e na inspiração de consciências extrafísicas para nos ajudar nas assistências. Não podemos ignorar esse fato ao fazer nosso atendimento. Podemos aceitar essas informações não por verdade absoluta, mas como uma possibilidade real de diagnóstico ou de esclarecimento.

Ao procurar, por meio da intencionalidade hígida e cosmoética, colocarmo-nos disponíveis para receber ajuda, facilitamos a conexão com a equipe extrafísica para melhor assistir. É relevante não esquecer, no entanto, que nem toda consciex que se aproxima é amparadora. Há consciências extrafísicas que também têm a intenção de ajudar, mas são inexperientes e não possuem visão universalista, não são cosmoéticas. É o caso do guia extrafísico amaurótico.

No momento em que se recebe informação de uma consciência extrafísica, é necessário usar o discernimento, a autovivência, a criticidade, ter um grau mínimo de parapsiquismo para receber a informação, de modo a ampliar a investigação, procurar poluir o menos possível a mensagem, usando todos os recursos disponíveis antes de decidir uma conduta definitiva.

Para entendermos melhor essa situação, devemos investir em autopesquisa e estudo e, a partir de então, passar a considerá-la como possibilidade importante para o melhor atendimento das necessidades do outro. Não é inteligente continuar ignorando a troca de informações com a dimensão extrafísica, ou as intuições vindas num lampejo. Essa comunicação entre amparador e médico, em meu caso, tem foco na necessidade do paciente, pois, muitas vezes, os sintomas relatados não correspondem à realidade, especialmente na Pediatria, quando o familiar fornece os dados sobre a doença. Às vezes, o responsável faz uma avaliação equivocada ou tem interesse em sonegar a informação real.

Os zumbidos, arrepios, aragens, toques sutis podem ser sinais de não estarmos sozinhos no atendimento. Com o tempo, e por meio da autopesquisa e da observação, é possível desenvolver e mapear a sinalética energética parapsíquica individual, dando a certeza da presença do amparo na assistência.

A sinalética energética parapsíquica é conjunto de sinais funcionando ao modo de alerta tipo campainha. Esses sinais manifestam-se no soma, fazem parte da fisiologia do corpo humano e são individuais e pessoais. Quando estudados, mapeados, identificados, os mesmos permitem traduzir a informação de amparo, a leitura dos fatos multidimensionais, a presença da equipe extrafísica e também de consciexes assediadoras.

Consciexes assediadoras são consciências extrafísicas, que têm por objetivo influenciar outras consciências de modo negativo, atuam sem Cosmoética. Os assediadores podem ser consciências conhecidas do passado.

A sinalética energética parapsíquica é um recurso multidimensional colocado à nossa disposição para nos mostrar, de maneira eficiente, o estabelecimento da comunicação com consciências extrafísicas.

Durante os atendimentos, os amparadores vêm nos informar sobre a necessidade do assistido naquele momento. Sem essa ajuda extrafísica, em alguns casos, seria difícil fazer o diagnóstico precoce e correto. Aquilo que passa como um *flash* na mente do profissional, uma palavra que surge, uma sinalética que ele começa a mapear em seu corpo, tanto física quanto emocional, podem ser sinais que nos ajudam no diagnóstico do paciente.

O acoplamento é caracterizado pela interfusão de energias entre duas ou mais consciências humanas. A assimilação energética com a pessoa doente permite ao profissional perceber os sintomas do outro. Esse conjunto de dados possibilita chegar ao diagnóstico correto, real e preciso. Muitas das sensações de desconforto percebidas pelas pessoas no cotidiano advêm de trocas energéticas e de interações inconscientes das energias com outras pessoas ou ambientes, as quais podem estar em desequilíbrio.

Nesses casos, podem ocorrer sensações desagradáveis no corpo humano, alterações de humor e até interferências no pensamento. Uma vez compreendido o funcionamento da interação energética, a pessoa consegue, assistindo, reverter os desconfortos através da mobilização energética lúcida, prevenindo minidoenças, e acima de tudo é capaz de auxiliar a outrem sem sofrer consequências energéticas negativas posteriores.

O autoconhecimento nessas horas é importante. É inteligente discernir o próprio padrão pensênico que é o pensamento, sentimento e energia predominante na pessoa ou no ambiente, de modo a não confundir nossas energias com as energias do paciente.

Em meu caso pessoal, a interação com o *Amparador*, desde muito pequena, é precedida por um sinal, a sinalética energética. Manifesta-se semelhante a uma vibração ou a uma leve corrente elétrica no ouvido direito. Este sinal confirma a presença de amparo trazendo a inspiração para a assistência.

Na minha vida profissional, identifiquei outros sinais confirmadores dessa interação. Por exemplo, quando não decodifico corretamente a informação do *Amparado*r, ou se o caminho para o diagnóstico preciso não estiver sendo o mais acertado, ou se minha postura não está alinhada com a Cosmoética, o sinal era, e continua sendo, um toque na perna esquerda, seguido de uma corrente de arrepios até o joelho. Este toque, na minha experiência, tem a função de alertar, de chamar atenção, de me fazer parar, repensar e revisar posicionamentos e condutas.

Ao receber a informação, se a decodifico, mas ainda assim tenho dúvidas, ou não entendo a essência do conteúdo, o sinal fica mais intenso e se assemelha a um zumbido de vento forte no ouvido direito. Esta ventania me desperta e, a partir daí, procuro estabelecer um novo diálogo transmental com o *Amparador*, até esclarecer e confirmar a informação.

Quando estou no caminho errado, ou não entendi a informação na sua plenitude, ou seja, a mensagem a ser passada é outra, o ruído chega a me ensurdecer. Nesse momento, tenho de fazer a técnica da tábula rasa, ou seja, reiniciar um novo caminho para o entendimento e chegar à informação correta.

Nessas ocasiões, me dou conta da gravidade ou da urgência das situações e, em outras vezes me alerta, mostra a necessidade de me calar para minha própria segurança. Assim, com mais lucidez, estabeleço outro diálogo telepático com o objetivo de acessar a real informação.

O banho de energias, que é a sensação da conscin receber intensa chuveirada de energias conscienciais em toda a psicosfera pessoal, em geral é patrocinado por uma consciex sadia, o amparador extrafísico, com objetivo paraterapêutico. Observo que tal banho dá sustentabilidade para manter a conduta a ser tomada e a confirmação do diagnóstico, ou ainda da terapêutica ideal e eficaz para cada circunstância. Entretanto, o banho energético pode ser patrocinado também por assediador.

Houve ocasiões em que, na tentativa de defender minhas convicções, estabelecidas dentro do restringimento natural a um ser humano no intrafísico, o *Amparador,* através da sinalética energética parapsíquica, comunicou-se comigo e mostrou-me, com visão ampla dos fatos, haver implicações maiores, impossíveis de serem entendidas por mim naquele momento.

Exemplo disso ocorreu em uma ocasião em que, saindo de meu trabalho com o propósito de defender meus pontos de vista, encontrava-me ruminando assunto delicado e mal resolvido. Enquanto dirigia, instalou-se o sinal, a sinalética energética parapsíquica, junto com um jato de ar perfumado de mel com flor de laranjeira, exalado através do ar condicionado do carro. Entendi no mesmo instante a finalidade do perfume: era para serenar e acalmar meus pensamentos.

Isso me deu a certeza da presença do *Amparador.* Perguntei a ele a razão daquele sinal. Mostrou-me, com sua visão mais ampla, que o assunto a ocupar minha mente tinha algumas facetas desconhecidas por mim e outras desconsideradas naquele contexto. Minha visão, sob o ponto de vista intrafísico apenas, não estava abrangendo todas as implicações a serem esclarecidas. Com isso, ampliou o entendimento a respeito do assunto. Com esse perfume, consegui expandir a visão sobre o assunto, entendi ser a intenção de esclarecer, apaziguar e reequilibrar meus pensenes. Com essa nova compreensão, recebi mais dois jatos perfumados para confirmar e ratificar um novo entendimento.

Mais calma, tendo refletido sobre a nova informação, mudado meu ponto de vista e compreendido a conduta do outro, pedi ao *Amparador* para selar esse novo entendimento com outro jato de ar perfumado. Este veio em seguida e durou a extensão de três quarteirões. Nessas interações, a pacificação íntima que se segue supera todas as expectativas e todos os questionamentos.

Esse foi um fenômeno de olorização. O amparador usa a energia e a ectoplasmia para a materialização de um perfume, cheiro de um remédio ou de uma fragrância, objetivando a assistência.

Assim acontece até hoje, inclusive na Tenepes que é um trabalho de doação de energias para assistência e será abordado mais adiante no capítulo sobre o tema.

Para cada tipo de função, a sinalética é específica e própria. O diálogo transmental estabelecido com o *Amparador* costuma entrar em minha cabeça de modo semelhante a um bloco de informações, tudo de uma vez, feito um *flash*. Minha responsabilidade, a partir de então é desmembrar esse bloco, separando e compreendendo cada uma das informações, de modo a estabelecer o novo entendimento. Nesse diálogo, frequentemente questiono, duvido, reclamo, até que ele, o *Amparador*, sempre paciente, me mostra com fatos a realidade da informação.

Eu, na condição de médica, sinto-me responsável e comprometida em acertar, ser o mais cosmoética e esclarecedora possível na assistência e, para isso, preciso estar convicta do diagnóstico correto para, só então, adotar uma conduta. Essa confiança no *Amparador* foi conquistada aos poucos, nas pequenas interações desde criança. Os resultados conquistados são a comprovação desse trabalho, o amparo nunca me conduziu ao erro e continua me inspirando e ajudando até hoje.

Quando se está fazendo assistência, comumente acontecem assimilações, acoplamentos, clarividências, clariaudiências, trocas de energias e outros fenômenos com as consciências envolvidas, ou seja, entre o profissional, o amparador e o assistido. Precisamos desenvolver a capacidade de ter *olhos de enxergar* e *ouvidos de ouvir*. Às vezes, o que percebemos é algo que pode parecer insignificante no contexto, entretanto é indispensável anotarmos o que percebemos; não desvalorizarmos o sinal, pois, com a pesquisa, esse dado pode se tornar uma informação relevante e fundamental que permite a melhor ajuda ao outro.

Para certos diagnósticos, especialmente de doenças raras, com manifestações próprias, fora do padrão convencional, nem os aparelhos de última geração conseguem fornecer uma possibilidade real de diagnóstico na fase inicial da enfermidade. Esse é o momento preciso para nos conectarmos com o amparo. Alguns profissionais podem não saber como isso acontece ou quem os está inspirando, mas com o tempo, pelas autovivências, autopesquisa, e pelos resultados positivos, chegarão a ter familiaridade com essas consciências técnicas, especializadas em determinadas doenças.

É o chamado amparo de função: os amparadores, presentes e parceiros nos futuros atendimentos, indicam o caminho correto para a necessidade do assistido. Pela visão de conjunto maior, essas consciências nos darão certeza e segurança para a realização de nossas tarefas. O inteligente é nos colocarmos disponíveis e abertos e nos qualificarmos parapsiquicamente para podermos receber a informação, e esta chegará através do técnico extrafísico, que tem afinidade com o assistente, para inspirar.

O autoconhecimento e a valorização de nossas parapercepções tornam-se ferramenta útil e importante para melhor realização da assistência. Esse conhecimento otimiza as inter-relações entre as consciências envolvidas, segundo a área de atuação, o médico, o paciente e o amparador.

II. O Início da Profissão

Eventualmente, em vez de mostrar sua intenção imediata, o *Amparador inspira-me a* ir a certos lugares onde rememorarei algum acontecimento. Após o início da elaboração deste livro, acordei em um sábado de manhã sentindo necessidade de me dirigir ao centro de Porto Alegre. Apanhei o *lotação* e fui sem destino definido. Ao ouvir uma passageira informando ao motorista que iria descer na esquina das ruas Alberto Bins com Pinto Bandeira, imediatamente levantei para desembarcar também.

Andando, desci a rua Pinto Bandeira. Na esquina com a Voluntários da Pátria, ao lado direito, existe um prédio marrom chocolate, muito antigo. Ao visualizar esse prédio, tive a rememoração de uma visita que fiz a uma pessoa há anos. Ali, olhando para o prédio, a sinalética energética parapsíquica se instalou, acompanhada de banhos de energia e EVs espontâneos.

Lembrei que estava cursando a faculdade de Medicina quando acompanhei minha cunhada em visita a um morador daquele prédio. Embora ela o chamasse de tio, não havia laços consanguíneos entre eles. Estava doente ou se recuperando de alguma doença, morava em cômodo muito simples, peça única de quarto, banheiro, sala e cozinha. Havia um jovem a cuidá-lo. Com o passar do tempo, esqueci completamente essa visita.

Após o término da residência médica, trabalhei vários meses na emergência da Policlínica em Canoas-RS e tive a oportunidade de me tornar conhecida na região. Naquela época, não havia plantão pediátrico na cidade. Atendíamos todos os convênios, particulares e Sistema Único de Saúde (SUS). Em pouco tempo, comecei a ser procurada pelos pais, para consultas mesmo sem ser urgência.

Orientada pelo meu pai, achamos ser o momento de montar um consultório. Assim, com mais duas colegas, alugamos uma casa afastada do centro da cidade, onde instalamos o consultório de Pediatria. Para facilitar o acesso de pacientes, havíamos encaminhado currículos para obtenção dos convênios. Sabíamos ser o processo demorado e difícil. Enquanto isso, atendíamos os pacientes sem os convênios.

Estava no consultório estudando, aguardando os pacientes, como em todo início de carreira, quando chegou um senhor vestindo um alinhado terno branco, simpático, educado, compensando aquele momento de espera por sua energia assistencial. No mesmo momento me fez lembrar do *Amparador*. Apresentou-se como sendo aquela pessoa a quem visitei há alguns anos com minha cunhada. De maneira acolhedora e fraterna, disse estar ali para me ajudar, pois todo consultório de profissionais recém-formados precisava de convênios.

No momento seguinte, convidou-me a sair e tratar do assunto. O primeiro passo foi ir à Prefeitura Municipal de Canoas. Para minha surpresa, em poucos instantes o prefeito nos recebeu. Após a explicação desse senhor sobre o objetivo da visita, prontificou-se a atender a solicitação e nos forneceu cartas de apresentação para os convênios buscados. Na mesma tarde, conversamos com o gerente do Banco do Brasil, com o gerente da sede do Instituto de Previdência do Estado e com o gerente do Departamento de Pessoal da Petrobrás.

Os convênios dessas instituições nos foram autorizados em poucos dias. Por ocasião da assinatura dos contratos para esses convênios, tomei conhecimento de que os currículos anteriormente enviados, além de terem sido engavetados, também não foram encontrados. Em curto prazo, os momentos de espera foram preenchidos por muitas crianças aguardando consulta.

Entendo ter sido esse, literalmente, o começo de minha *segunda fase da vida*, conforme o programado. O consultório foi o início de minha vida profissional e também foi onde executei a maior parte da proéxis ou o compromisso junto ao *Amparador*.

III. Consultório

Durante muitos anos trabalhei, no consultório, acompanhada do *Amparador*. Não conhecia o (IIPC) Instituto Internacional de Conscienciologia e Projeciologia, não tinha muita informação sobre parapsiquismo e não frequentava centro espírita. Todas as tardes, o trabalho começava às 13h. Procurava não atrasar, pois sabia que o *Amparador* não se atrasaria. Para me conectar com o *Amparador*, procurava praticar assistência, chegar mais cedo, preparar o local de trabalho, relaxar, me harmonizar, ter intenção sincera de ajudar os outros. Procurava junto ao *Amparador* olhar a agenda e evocar mentalmente os pacientes agendados para o dia.

As crianças, em sua grande maioria, ficam com receio, até medo de chegar ao consultório dos pediatras. Muitas vezes são ameaçadas com isso pelos adultos, ao fazerem alguma travessura, desobediência ou mentirem. O abaixador de língua e as injeções podem tornar-se objeto de ameaça e punição. Para outros, por se sentirem fragilizados por dor e desconforto, o exame médico pode ser um procedimento que gera extrema insegurança.

Devido a tais fatos, preparei um consultório simples e acolhedor para recebê-los. Os móveis, feitos sob medida, eram discretamente coloridos para agradar meninos e meninas. Havia a mesa baixa no canto da sala, com duas cadeirinhas reforçadas, cheia de brinquedos de montar, para facilitar ou propiciar momentos de acalmia. Tive um paciente que observou ter na decoração mais motivos femininos. Procurei então surpreendê-lo na próxima consulta, com um ventilador de teto com as pás de cor azul forte.

A mesa de exames era um móvel com portas e gavetas, onde guardava o material de trabalho. Uma das portas, quando aberta, transformava-se em escada. Isso os surpreendia e tornava o ambiente mais descontraído. Despertando a curiosidade das crianças, transformei aquele espaço num lugar acolhedor, tranquilo, permitindo que o exame médico deixasse de ser assustador ou ameaçador.

Os pequenos pacientes ficavam na expectativa de poder testar meu material de trabalho, auscultando seu próprio coração e, às vezes, o meu. Tudo isso dissipava o temor do exame. A maioria deles acabava não precisando do apoio da mãe. No final da consulta, oferecia o mimo energético, uma bala de iogurte energizada por mim e pelo *Amparador*, que virou tradição. Era uma pequena dose de energia e que funcionava igual medicação extrafísica, para início do tratamento. A bala era guardada na gaveta da escrivaninha à direita, local onde o *Amparador* costumava ficar e onde as crianças percebiam sua presença. Quando as balas acabavam, era motivo de choro, as crianças se negavam a sair sem o mimo e não podiam ser entregues pela secretária sem passar pela gaveta.

Em outro caso, uma menina que foi atendida num pronto atendimento no final de semana, foi diagnosticada com pneumonia. Os plantonistas atenderam o pedido da mãe, após se certificarem quem era a pediatra, para acompanhar o tratamento domiciliar. No consultório, no dia seguinte, a paciente estava bem, sem febre ou disfunção respiratória. Mantive a conduta com medicação injetável e acompanhamento diário.

A paciente, com uns 6 anos de idade, ao sair do consultório, pediu para levar um dos brinquedos, uma pequena boneca, para na hora da medicação não ficar com medo ou sentir dor. Fez todo o tratamento sem se separar da boneca e relatou ter sido sua maior amiga. A energia impregnada na bala ou na boneca fazia parte do tratamento. Era notório que as crianças percebiam a energia tanto nas balas quanto nos brinquedos do consultório, o que lhes propiciava conforto.

Com os menores de colo, no momento do exame, enquanto a mãe aliviava o excesso de roupa da criança, procurava mostrar algum brinquedo, por exemplo, os móbiles de madeira coloridos de peixes e pássaros trazidos do Caribe especialmente para serem colocados sobre a mesa de exames, ou mesmo o material de trabalho. Nesse princípio de interação, quando prontos para o exame, iniciava a exteriorização espontânea de energia pelos palmochacras, promovendo sensação térmica aquecida, fazendo o acolhimento, acalmando-os até se sentirem seguros e confiantes, permitindo minha aproximação para examiná-los. Confiança conquistada em pequenas doses ao longo do tempo.

No consultório, o *Amparador* sentava à direita da escrivaninha e só se manifestava de maneira mais incisiva se, por algum motivo, eu não estivesse tomando a conduta mais acertada, ou para me avisar quando algum paciente teria, em futuro próximo, algum problema de saúde ou acidente.

Muitas vezes, orientava-me na receita. Por exemplo, após examinar o paciente, enquanto a mãe o vestia, iniciava a prescrição de algum medicamento ou orientação. Nesse momento, errava o peso da criança, necessário para calcular a dose do medicamento, ou até mesmo o nome. Era uma das senhas e eu sabia da necessidade de me conectar com o amparo. Após relaxar, acalmar intimamente, silenciar os pensamentos, aos poucos, tudo se ampliava e eu podia então perceber detalhes sutis do exame físico daquele paciente, que haviam passado despercebidos ou não valorizados.

Sentia, então, o toque do *Amparador* no dorso de minha mão. Era só ficar receptiva e dar passividade, relaxar e deixar ser conduzida por ele na receita. Dessa maneira, juntos elaborávamos a prescrição correta. Às vezes, eu questionava o porquê daquela medicação sugerida. Orientava-me a examinar a criança novamente. Naquele momento, em geral, ela estava calma e já vestida no colo da mãe. Durante o segundo exame físico, mostrava-me, por clarividência, a patologia.

Havia ocasiões em que a criança ia para uma simples revisão de puericultura, sem queixas. Através do parapsiquismo eu detectava, precocemente, a fase inicial de uma doença. Sabia que, em pouco tempo, a criança apresentaria determinados sintomas da patologia, previamente diagnosticada. Precisava alertar as mães e orientá-las sobre os sintomas da doença, que, provavelmente iriam aparecer. Algumas vezes não seguiam de imediato as orientações e a prescrição dada. Porém no surgimento dos primeiros sintomas, conforme minha orientação, sabiam qual o procedimento a ser adotado.

Reconheço e tinha consciência de que, para as mães, nem sempre era fácil entender minhas orientações. Mesmo assim, na maioria das vezes por intuição, outras, pela confiança depositada em mim, aceitavam a conduta sem questionar. Procurava esclarecer suas dúvidas. Elas sabiam que poderiam me procurar a qualquer horário e contar comigo.

Com frequência, me telefonavam para orientá-las sobre os primeiros procedimentos nos problemas de saúde de seus filhos. Muitas vezes, falavam já ter passado num pronto atendimento, porém não se sentiram seguras. Até hoje comentam que não sabem como, mas eu acertava sempre o diagnóstico, mesmo sem ver o paciente.

Desde a faculdade, fui orientada a não dar consultas por telefone, pois a possibilidade de erro seria muito grande. Na grande maioria dos telefonemas de mães a respeito da alteração de saúde de seus filhos, o aparelho do telefone se transformava num ducto de energia e eu podia acessar a criança e saber qual patologia era responsável por aqueles sintomas. Na maioria dos casos, o acoplamento com o *Amparador* era imediato, e por clarividência enxergava a patologia. Isso me possibilitava acessar o diagnóstico correto e a mudança da receita em alguns casos.

No dia seguinte, elas me procuravam no consultório para confirmar o diagnóstico. Em algumas situações, usava exames de laboratório ou de imagem para maior segurança. Na maioria das vezes, a criança chegava com sinais de melhora.

Houve, por exemplo, o caso de um bebê que foi para consulta de puericultura e saiu com receita para pneumonia. No momento em que me preparava para fazer a receita, o *Amparador* pediu para examinar a criança novamente e indicou o local em que deveria prestar especial atenção. Durante esse segundo exame físico, auscultei e enxerguei, como em um aparelho de imagem, um foco de consolidação em fase inicial no pulmão direito, confirmado no dia seguinte através do Raio-X de tórax.

Muitas crianças comentavam a presença do *Amparador* dentro do consultório. Referiam-se a ele apontando para a minha direita. Eu sabia ser ali o lugar de sua preferência. Diziam que o *tio* estava sorrindo ou que queria falar com elas. Os pais relatavam que, nesses momentos, a energia reverberava até eles e percebiam a modificação no ambiente. Relatavam, nesses momentos, que era como tirar com as mãos suas preocupações. Sentiam-se tomados por sentimento de autoconfiança. Era como se tudo ficasse mais fácil. As crianças reagiam mais depressa à doença após passarem pelo consultório, mesmo antes do efeito da medicação. Ali o holopensene, que é o conjunto de pensamentos, sentimentos e energia predominante em determinado ambiente, nesse caso, o consultório, permanecia saturado de energias positivas que os ajudava na recuperação de suas patologias.

Durante a elaboração deste livro, no ano 2012, antes de mudar para Foz do Iguaçu, recebi telefonemas de mães que me davam notícias dos meus antigos pacientes. Nessas horas, com frequência, lembrei o aprendizado conquistado na convivência evolutiva com o *Amparador* ao lidar com aquelas crianças.

Em outros momentos, o próprio paciente telefonou dizendo estar com saudades e pedindo para eu voltar a trabalhar *um pouco em algum lugar* para poder me ver.

Revendo meu passado, penso que esses contatos, ao escrever o livro, fazem parte de um ciclo que está se encerrando. Essas crianças ou suas mães não estão me procurando por acaso; no meu entendimento, elas representam a acabativa de um trabalho de assistência que realizei junto a elas em parceria com o *Amparador.*

IV. Epilepsia

Em 1995, comecei a atender um paciente com desenvolvimento normal até os sete meses de idade. Era o primeiro filho de um casal jovem, cuja mãe era sensitiva e possuidora de energia fraterna e assistencial.

Após o 7º mês de vida, o menino começou a ter crises convulsivas de difícil controle, quadro que se mantém até hoje. Seu desenvolvimento apresenta sequelas com importante retardo no desenvolvimento neuropsicomotor. Hoje, ele está frequentando escola especial e é um rapaz com limitações cognitivas e físicas sérias. Dentro desse quadro, consegue caminhar com certo equilíbrio e se comunica com as pessoas, mesmo com a dificuldade cognitiva.

Embora seja portador de epilepsia grave, teve poucas internações graças à atuação da mãe, com estrutura emocional favorável à convivência com o quadro clínico do filho. Ela nunca mediu esforços para assistir a família, colocando-se em último lugar. Priorizou assistir pessoalmente o filho, não passando a tarefa para os profissionais da área da saúde, a não ser em condições extremas. O neurologista e eu confiávamos em seu discernimento para o uso correto dos medicamentos controlados, deixados sob sua responsabilidade para serem usados nas crises convulsivas mais graves.

A patologia do paciente, além de ter sido um aprendizado para mim, foi também um alerta para não deixar esse lado da proéxis para uma próxima vida. Parte do aprimoramento com crianças portadoras de necessidades especiais aconteceu no consultório.

Em 2010, fui procurada pela mãe do menino. Haviam ficado fora do Rio Grande do Sul por alguns anos devido ao trabalho do pai. Ele estava com febre e tosse. Precisava ser medicado. Orientei a procurar o serviço de emergência, pois eu estava distante do seu filho fazia alguns anos. Perto da meia-noite, ela ligou novamente perguntando se podia fazer nebulização, pois ele estava em crise de asma.

Durante a noite, provavelmente, em uma crise convulsiva fugaz, ele aspirou secreções das vias aéreas superiores e amanheceu prostrado, com tosse, dispneico, e foi, então, levado para uma emergência. Lá foi diagnosticada pneumonia de aspiração. Hospitalizado, 48 horas após, o quadro evoluiu para pulmão de SARA, síndrome da angústia respiratória aguda.

Nesse dia, fui informada pela mãe sobre sua transferência para a UTI, por necessidade de respirador. Enquanto assistia à tertúlia *online*, pensando no menino, em casa, por clariaudiência, *o Amparador* perguntou se eu havia me esquecido do arco voltaico, procedimento já usado para outra paciente com pulmão de SARA. Imediatamente, dirigi-me ao hospital para aplicar essa técnica no paciente, procedimento utilizado algumas vezes, durante os 15 dias de sua hospitalização.

Em uma das tardes em que fui visitá-lo, a mãe me pediu para ficar com ele até ela ir em casa ver a filha, tomar banho e descansar um pouco. A atendente de enfermagem responsável por seus cuidados pediu licença para se afastar uns instantes e almoçar.

Aproveitei a oportunidade e apliquei o *arco voltaico* enquanto estava sozinha com o menino. Após algum tempo e já descoincidida, o amparo de função sugeriu energizar os pulmões de baixo para cima. Percebi, nesse instante, reforço potencializado de energia passar por mim e ir em direção ao parênquima pulmonar do menino e deslocar a secreção acumulada, característica do pulmão de SARA. A energia entrava como um jato de ar fazendo uma intensa varredura dessa secreção espessa para os brônquios, em direção à traqueia.

O processo durou mais ou menos 40 minutos. Quando a fisioterapeuta chegou cumprimentando, em movimento brusco voltei para o corpo provocando um certo desconforto e taquicardia, pois estava descoincidida trabalhando com as energias. Só então ela me chamou a atenção para o volume de secreção que estava drenando pelo canto da boca do paciente. A criança estava em decúbito elevado, com a cabeça inclinada para o lado esquerdo. A secreção escorria feito cascata ao longo do braço até acumular-se no cotovelo apoiado no colchão.

Após esse episódio, em 48h, o menino estava fora do respirador. Respirando conectado ao oxigênio, porém sem muito esforço ou aparelhos. Nessa patologia a evolução é de péssimo prognóstico, e em casos positivos, a recuperação pulmonar é lenta.

Através da técnica do arco voltaico é possível acessar o microuniverso da outra pessoa por meio da exteriorização intensa de energias. A técnica consiste em colocar a mão direita no frontochacra e a mão esquerda no nucalchacra do assistido. É uma das técnicas que permite ao assistente perceber, sentir o que o outro está sentindo; é somatizar, momentaneamente, as dificuldades do outro, o que possibilita uma assistência mais pontual. Essa exteriorização de energias de maneira vigorosa, igual à descarga elétrica, faz a limpeza e desbloqueio dos chacras, harmoniza os hemisférios cerebrais, equilibra os veículos de manifestação da consciência, afasta a intrusão de consciexes assediadoras, o que predispõe à homeostase holossomática, ou seja, a saúde do corpo. Pelas várias experiências, percebi ser uma técnica que pode salvar vidas, quando assistida por amparador.

A evolução do menino foi boa, apesar das condições neurológicas desfavoráveis; voltou para casa sem sequelas pulmonares.

V. Meningococcemia

No início do consultório, comecei, aos poucos, a perceber fenômenos parapsíquicos que promoviam as mudanças subsequentes. Eu entrava no consultório e recebia por clariaudiência a informação de que algum paciente, mesmo sem apresentar sintomas patológicos, precisava de atendimento. Por exemplo, o caso de uma menina, paciente com diabetes mellitus, desde um ano de vida, que começava a apresentar alterações, as quais poderiam levá-la ao coma. Pedia à secretária para entrar em contato com a mãe e obter informações da paciente. Eu orientava a mãe sobre a seriedade do controle da glicemia e da alimentação.

Em um domingo, durante o plantão no hospital, na parte da tarde, enquanto estava examinando uma criança para hospitalizar, enxerguei uma paciente, do consultório, com pouco mais de um ano de idade, e a doença que nela começava a se instalar. Como que enxergando a bactéria entrando na corrente sanguínea. Não tinha o endereço da mãe. Num momento de folga, após a internação que estava fazendo, relaxei e fiquei mentalizando o nome da mãe e da criança com a intenção dela me procurar, e ao mesmo tempo fiquei jogando energia para interromper ou bloquear o trajeto, a velocidade e a agressividade da bactéria. Pedi ajuda ao *Amparador* para inspirá-la a lembrar-se de mim e telefonar.

Essa criança estava iniciando um quadro de meningococcemia. O diagnóstico foi feito através do parapsiquismo e a distância. Nessa doença, o diagnóstico precoce é fundamental para o sucesso do tratamento. Provavelmente, em uma emergência, por falta de sinais mais precisos, pois o quadro era inicial, a menina seria medicada com um antitérmico e a mãe orientada a observar a criança em casa. Havia várias crianças hospitalizadas, com essa doença, naqueles dias, e muitas delas perderam a vida por falta de um diagnóstico preciso e precoce para o tratamento imediato nas primeiras horas.

Eu não sabia onde ela morava e não tinha como entrar em contato. No intervalo fui para uma sala tranquila e fiquei buscando na tela mental o rosto da mãe para que lembrasse de mim e que se não me encontrasse em casa, lembrar que poderia estar de plantão. Não passou meia hora e a mãe me telefonou. Eu já havia avisado no hospital estar aguardando a ligação dessa mãe. Assim, quando ela chamou, a ligação me foi passada imediatamente.

Essa foi uma das mães que me sensibilizou muito no início da carreira profissional: ela teve sua primeira filha e quando engravidou da segunda, o marido foi embora. Ela ficou sozinha. Muitas vezes, durante a gestação, esteve em meu consultório com a desculpa de levar sua filha mais velha para consulta. De certa forma, eu atuava dando apoio e segurança para ela. Quando a segunda filha nasceu, orientei a retomar sua vida, voltando a estudar, a trabalhar, a conviver com outras pessoas. Tempos depois, refez sua vida; casou-se e o segundo marido foi muito assistencial, inclusive, para as duas meninas.

Quando essa mãe telefonou dizendo que a menina estava com febre, pedi para procurar alterações, pequenas manchas na pele. Informou-me não observar nada alterado. Disse-lhe precisar examiná-la imediatamente. Pedi para pegar um táxi e ir rapidamente para o hospital. Nesse dia, o pai da menina, informado da situação, as acompanhou. Era mesmo meningococcemia.

Essa doença deve ser diagnosticada com muita rapidez, pois pode ser um quadro fulminante. No hospital, por ser minha paciente, lembrava os dados da criança, por isso deixei a equipe de enfermagem pronta, esperando sua chegada e com a primeira dose de ataque da medicação preparada para ser instalada imediatamente, após a coleta de material para exame. Os pais, apesar de assustados e apreensivos com a gravidade do quadro, confiaram plenamente no diagnóstico, confirmado logo após a internação, através de exames laboratoriais. A criança teve boa evolução, sem complicações, devido ao tratamento precoce.

O aprendizado que tive com essa criança foi que o *amparador*, quando tem confiança no seu amparando, passa a informação e conta com a atitude proativa do profissional, de agir com discernimento e ponderação. Esse agir vai fazer a diferença para o assistido. Trabalhar com parapsiquismo é valorizar as parapercepções, ter sempre em mente que, ao recebermos uma inspiração de assistência, a mesma precisa ser valorizada e de ação.

VI. Histórias de meus Pequenos Pacientes

Vários outros fenômenos parapsíquicos eram observados durante os atendimentos no consultório. A seguir relato alguns deles.

Um menino que aqui chamarei de "A" foi adotado por uma senhora que havia sofrido um Acidente Vascular Cerebral (AVC), mãe de filhos adultos. Durante sua convalescença, fez a promessa de adotar uma criança se ficasse sem qualquer sequela. Com a ajuda de seu ginecologista, acompanhou a gravidez indesejada de uma adolescente, cuidando-a a distância, física e emocionalmente até a criança nascer.

Dias após o nascimento do bebê, ao sair do hospital ela o levou ao meu consultório, por indicação das colegas de trabalho, para a primeira consulta. Ao ver os dois juntos, percebi não ser o menino filho dela. Quinze dias depois, ela retornou para nova consulta, chorando muito, dizendo estar com dificuldade de me contar o que estava acontecendo, com receio de eu não entender ou de não concordar e a censurar.

Prestando atenção à mãe e ao filho, com a sinalética energética ativada, por clarividência, o *Amparador* mostrou uma cena na qual o menino estava mamando com prazer e voracidade. Perguntei-lhe, então, se estava chorando por estar amamentando o menino. Ela, ao ver-se descoberta em seu segredo, pois era de sua intimidade com o bebê, parou de chorar. Disse-lhe não haver qualquer problema, e se ela tivesse leite deveria continuar a amamentá-lo. Ela se tranquilizou e amamentou o menino até os dois meses. Só então o leite acabou.

Algumas pessoas, por falta de informação, entram num processo de preconceito e até de culpa, prejudicando a assistência. Nesse caso, a mãe, quando esclarecida, conseguiu avaliar a importância do ato de amamentar e, com isso, intensificar a relação com o filho adotado.

Num outro caso, numa tarde muito fria de inverno, eu estava examinando um recém-nascido quando escutei o grito de socorro de uma menina, minha paciente de mais ou menos sete anos de idade, chamando-me: *tia Jô!* No mesmo instante saí do corpo projetada e a vi caída no pátio de sua casa com o pé machucado. Imediatamente, fiz um para-atendimento, massageei seu pé para aliviar a dor, exteriorizando energia. Conversei com ela, percebi estar interagindo comigo, acalmei-a e a orientei a não deixar o ortopedista colocar a bota de gesso, porque seu pé iria edemaciar muito.

Quando voltei da projeção para o soma, no consultório, a mãe do bebê e a secretária estavam com um copo de água na mão, preocupadas com minha crise de ausência.

É um fenômeno que só acontece quando há um nível de confiança entre o profissional e o amparador, ratificado pelos resultados positivos. Numa emergência, quando um atendimento pode esperar sem comprometer a saúde do paciente, outra condição de urgência passa a ser prioritária. Nesse caso, o profissional se deixa levar para assistir outro a distância.

Também acompanhei o caso de "J.", um menino muito alérgico com crises de rinite e asma frequentes. A mãe se preocupava com a repetição das crises, principalmente durante o inverno, e procurava algum tratamento *mágico,* onde não fosse necessário usar tanta medicação para o controle dos sintomas. Comentou estar procurando tratamento alternativo com menos medicação.

Naquele inverno, não vieram ao consultório. Perto do final do ano, em uma tarde, ela me telefonou chorando, em desespero, dizendo que o menino, por estar muito pálido, tinha realizado exames de sangue. O resultado da análise laboratorial foi sugestivo de leucemia e estavam a caminho do hospital, com vaga reservada no setor de Oncologia.

Enquanto a mãe foi explicando o motivo do telefonema, descoincidi-me, e o *Amparador* esclareceu-me, por clariaudiência, ser quadro de intoxicação medicamentosa.

Perguntei a ela como estavam as crises alérgicas do menino e a medicação que usou durante esse tempo. Informou-me que naquele inverno estava consultando e medicando com homeopatia, mas que também não percebeu melhoras. Falou-me que por isso as doses da medicação foram aumentando muito e o medicamento passou a ser dado em intervalos menores.

Pedi a ela para se acalmar e explicar tudo isso ao oncologista que havia sido contactado num hospital infantil de Porto Alegre.

Após a avaliação médica e exames laboratoriais, em 72h de observação, ficou confirmado que, realmente, o quadro clínico da criança era de intoxicação medicamentosa.

Os pais têm direito de tomar decisões quanto ao tratamento de saúde dos filhos, mas é importante avaliar o nível de confiança e empatia estabelecida pelos pais e filhos com cada profissional, levando em conta o que é de primordial importância, a segurança e a saúde dos pequenos. Em casos assim, de ansiedade e desequilíbrio emocional do cuidador, o amparador não tem acesso para inspirar esses pais a melhor maneira de assistir o filho, mas pode fazê-lo através de outra pessoa de sua confiança.

VII. Crianças Parapsíquicas

Ao se fazer a leitura energética em pessoas, animais, plantas ou objetos, consegue-se perceber, especialmente nas crianças, a conexão delas com a multidimensionalidade. Embora vivam aparentemente em um mundo de fantasias, povoado por uma diversidade enorme de seres a sua volta, narrando uma realidade imaginária, para elas é a verdade daquele momento.

Muitos pais não dão crédito às estranhas histórias dos filhos, o que pode causar choques, traumas ou entraves principalmente na sua vida parapsíquica futura. Nessa faixa etária, é muito frequente os pais desavisados serem os responsáveis pelo trancamento do parapsiquismo ou mediunidade dos filhos, por não terem valorizado essas vivências.

Constatei durante o meu trabalho, principalmente no consultório, a tendência das crianças, até os sete anos de idade, terem o parapsiquismo mais aberto e de conectarem-se com o extrafísico com relativa facilidade. Apresento vivências de algumas delas.

Caso "L.". Era a terceira filha de um casal jovem, minha paciente desde bebê e possuía parapsiquismo muito evidente. Mantinha diálogos transmentais comigo durante as consultas. Ficava quieta, sentada à minha frente, poucas vezes se interessava pelos brinquedos, prestava atenção em tudo o que eu fazia ou dizia. Com o tempo, me dei conta de que ela, em algumas situações, conseguia fazer a leitura dos meus pensamentos. Em casa, com a família, ela comentava sobre coisas que eu tinha pensado e não dito.

Um dia, a mãe chegou sozinha à consulta para falar sobre a menina. Disse ter me procurado por perceber que a nossa comunicação, minha e da filha, era especial e que por isso, talvez, eu pudesse ajudá-la a entender a menina. Contou-me que estavam mãe e filha conversando. A criança, encaixada em seu colo, com o rosto em frente ao rosto da mãe, fazendo carícias, disse: *tu és a melhor mãe que já tive, a mais bonita, a mais inteligente, a quem eu consigo fazer mais carinho, a que me cuida melhor, a que me entende e de quem eu mais gostei.* A mãe, sem entender o que a filha estava falando, foi ficando ansiosa com a conversa e disse: *é lógico que tenho de ser tudo isso, pois eu sou a única mãe que tu tens.* A menina, sorrindo e com brilho nos olhos transmitindo felicidade por saber mais que a mãe naquele momento, jogando-se um pouco para trás disse-lhe: *ah! mãe, até parece que tu não sabes que a gente nasce e a gente morre, que a gente nasce e a gente morre,* batendo as pontas dos dedos de uma mão nas pontas dos dedos da outra.

Esclareci a mãe sobre parapsiquismo, sobre a serialidade, ciclo de múltiplas vidas e disse-lhe que, provavelmente, a menina tinha acessado essa informação de vidas passadas. A mãe disse que procuraria se informar sobre tais fenômenos para melhor compreender sua filha.

Caso "A." Menina muito inteligente, com três anos de idade, gostava de brincar com seu dindo, um rapaz jovem, amigo de seus pais, que convivia muito com ela. Ele sonhava vir a ter uma motocicleta. Um dia conseguiu adquirir o veículo. Pouco tempo depois, indo para o trabalho, na esquina de uma avenida pouco movimentada naquele momento, foi atingido por um caminhão que passou o sinal fechado. Dessomou no local. A mãe pediu ao irmão para levar a filha à casa da avó, em outra cidade, a fim de protegê-la e poupá-la do sofrimento.

A mãe, após o enterro do amigo, foi buscar a filha e se preparou para contar o acontecido com o rapaz. A menina, antes de a mãe começar a falar, disse: *mãe, eu já sei.* Mesmo assim, a mãe continuou a narrar o acontecido e a menina a interrompeu novamente, dizendo-lhe já saber pois o seu dindo havia lhe contado. *Ele sofreu um acidente de moto e virou uma estrelinha. Foi falando que não estava triste, porque ele prometeu voltar sempre que ela estivesse com saudades e que brincariam juntos e não a deixaria sozinha enquanto fosse permitido.*

Dois meses depois, ela continuava a contar as vivências com o padrinho. Certo dia, o dindo mandou um recado para a irmã dele: pediu-lhe para parar de rezar, de levar flores ao cemitério, de chorar e de procurar casas espíritas. Ele estava bem, não precisava das orações. Essa menina, de três para quatro anos de idade, e sua família ignoravam que a moça não estava aceitando a dessoma do irmão e estava peregrinando por centros espíritas para saber notícias dele.

É importante ter atenção a respeito das experiências extrafísicas das crianças e tirar o melhor proveito. A partir da informação da menina, a irmã finalmente entendeu e aceitou que seu irmão estava bem e vivendo em outra dimensão.

Caso "L." Menino de dois anos e seis meses, cuidado por sua avó enquanto a mãe trabalhava. Numa tarde de inverno, ele começou a chorar querendo a presença da mãe. A avó não tinha onde levá-lo naquele dia frio, pegou uma caixa de fotografias e começou a mostrar a família para ele. De repente, falando alto e pegando uma das fotos, disse surpreso: *vó, por que o meu amigo está aqui? Por que o meu amigo está na tua caixa de fotografias?* A avó se surpreendeu com a fala do neto e explicou ser aquela a foto de um tio dele, irmão de sua mãe, já dessomado.

O menino não o havia conhecido e não ouvira falar dele. Apertando a fotografia contra o peito, ele disse: *é claro que eu conheço, vó, ele é meu amigo!* Ficou com a foto na mão até sua mãe chegar do trabalho e perguntar: *filho, por que tu estás segurando esta foto?* Ele respondeu: *mãe, tu sabias que o meu amigo estava na caixa de fotos da vó?* A mãe, já informada sobre o assunto, se fez de desentendida e pediu mais explicações sobre o amigo. *Ele é meu amigo, mãe, ele estava sempre comigo.* Sua mãe perguntou: *onde vocês estavam? O que faziam? Quando foi? Como era isso?* E ele respondeu: *antes de eu nascer da tua barriga, antes de eu ter tu, eu tinha um amigo. Uma vez, os meninos grandes convidaram meu amigo para passear e ele não foi para ficar me cuidando.* Sua mãe voltou a perguntar: *Como era esse lugar, filho?* Respondeu: *era um lugar com grama igual ao pátio da vó, onde nós brincávamos. Lá, quando a gente caía, não se machucava, a grama não espinhava o pé, como acontece no pátio da vovó. Quando caía da bicicleta, não doía o joelho.*

Passou vários dias com a foto do amigo na mão e querendo saber onde ele estava. A avó, após tantas perguntas respondeu que quando a gente morre fica no cemitério. O menino quis então conhecer o lugar onde o amigo estava. Chegando lá, se pôs de cócoras com os cotovelos apoiados nos joelhos e começou a explicar ao amigo que não tinha ido visitá-lo ainda porque não sabia que ele estava ali. Continuou a contar que agora ele brinca com outras crianças, que a vó cuida dele e foi lembrando momentos em que estavam juntos e dava risadas de situações engraçadas. Por muito tempo, na casa da avó, guardou um prato na mesa para o amigo.

As crianças normalmente ficam conectadas com sua paraprocedência. Manifestam mais essa conexão entre os três e sete anos. Nesse período, costumam ter lembranças de suas vidas passadas e de seus parentes mais próximos. É importante os pais não criticarem ou julgarem os filhos, achando que estão inventando ou fantasiando sobre determinadas situações. É importante ouvirem com atenção todas as solicitações ou comentários, mesmo que fora do comum, avaliarem com cuidado essas informações, pois podem trazer algo sobre o passado deles. Com isso, podem ter acesso a dados importantes para ajudar o filho, pois o temperamento da pessoa muda muito pouco de uma vida para outra. Devem aproveitar essas oportunidades para buscar mais informações a respeito de dificuldades ou aptidões desse filho.

Caso "K." Em um final de tarde, na saída do trabalho, os pais de K., de cinco anos, me procuraram para falar da filha. Contaram que foram chamados pela professora da escolinha para informá-los que a menina estava com alteração de comportamento, mais quieta, interagindo menos e queixando-se de sono e, às vezes, até dormindo durante as tarefas e refeições.

Os pais, preocupados, começaram a observar a menina. Descobriram que ela acordava de madrugada e ia para a sala brincar. Encontraram-na conversando, feliz, como se estivesse interagindo com outras crianças. Em várias madrugadas interromperam as brincadeiras e a colocaram para dormir. Mas na madrugada seguinte lá estava ela novamente brincando no tapete da sala, penteando as bonecas, fazendo desenhos, contando histórias e rindo.

No consultório, a menina contou-me que os amiguinhos a acordavam porque queriam brincar. Ela gostava da companhia e queria continuar a ser amiga deles, pois se divertia muito. Combinamos, então, para ela propor aos amiguinhos trocar de horário, explicar a eles que nesse horário precisava dormir para aproveitar melhor as atividades da escola no dia seguinte.

Naquela noite, os pais ficaram acordados e a observaram. A menina, no horário de sempre, acordou, foi até a sala, recebeu os amigos e foi indicando o lugar para cada um se sentar, chamando-os pelo nome. Após todos acomodados, pediu sua atenção, pois precisavam conversar. Explicou que gostava da companhia deles, que queria continuar brincando, mas precisavam trocar o horário dos seus encontros. Informou que passariam a se encontrar nos finais da tarde e no quarto dela.

Os pais perceberam que a filha havia conseguido explicar aos amigos extrafísicos a mudança e de ter sido entendida por eles. A menina voltou para a cama demonstrando estar feliz. Em pouco tempo, suas atividades escolares apresentaram resultados positivos. Os encontros continuaram até perto dos sete anos, no quarto dela, nos finais de tarde.

É importante lembrar aos pais de crianças sensitivas, parapsíquicas, a prestarem especial atenção, compreendê-las e tratá-las de maneira diferenciada e com carinho. Procurar não discutir com elas ou com o parceiro na presença delas. A instabilidade dos pais deixa essas crianças inseguras. Por serem mais sensíveis, com qualquer atitude mais agressiva, podem se decepcionar com os próprios pais. Esse comportamento alterado, ou atitudes agressivas entre os pais, os fatos passam a ter uma força, uma conotação muito grande, devido às parapercepções dessas crianças.

Parte 2. Hospital

I. Dessoma Amparada – Leucemia

No hospital, no meu primeiro ano de residência, em 1977, um menino do interior, de mais ou menos 8 anos de idade, internou e teve confirmado o diagnóstico de leucemia. Desde o início, tivemos grande empatia um pelo outro e, sempre que possível, nos intervalos de minhas atividades na residência, eu ia até a enfermaria conversar com ele.

Uns dois anos depois, ele voltou a se hospitalizar com a doença em estágio mais avançado. Durante o plantão, em uma terça-feira, fui chamada para uma urgência na enfermaria isolada. Era o menino em fase final. Estava sangrando, bradicárdico, respiração superficial, fazendo apneias. Ao escutar minha voz, com muito esforço, demonstrou querer falar comigo. Seus pais estavam emocionalmente desequilibrados, assustados, em desespero.

Sentei-me próximo a seu rosto, segurei sua mão, ele abriu um pouco os olhos e perguntou-me com voz muito baixa: *tia, tem céu?* Sua pergunta surpreendeu-me. Acalmia indescritível tomou conta do quarto harmonizando o ambiente. Falei: *por quê?* Com muita dificuldade, quase num sussurro, disse entrecortadamente: *estou enxergando um lugar bonito.* Perguntei-lhe se gostaria de ir para esse lugar. Com os olhos fechados, fez sinal afirmativo com a cabeça. Perguntei se havia alguém ali. Com muita dificuldade, respondeu: *tem um tio me chamando para brincar com outras crianças.* Perguntei-lhe então: *quer ir com eles?* Com mais dificuldade ainda, procurou a mãe com o olhar e disse: *a mãe não deixa.* Olhando para a mãe, com o olhar a induzi a dizer-lhe que deixaria.

A mãe sentou-se na cadeira que eu ocupava e aproximou-se, abraçando-o, beijando seu rosto. *Filho, se tu gostaste desse tio e deste lugar, podes ir. Eu e o papai deixamos. Vai, brinca muito, seja feliz. Nunca mais vamos proibir de brincar com os amiguinhos e um dia a gente vai se encontrar para amenizar as saudades.*

Quando a mãe se movimentou novamente, o menino estava em parada cardiorrespiratória. Num impulso, me preparei para reanimá-lo, mas a mãe segurou minha mão e disse calmamente: *não, doutora. O que a senhora fez foi muito bonito. Deixe-o ir!*

Apesar do pedido da mãe e com o paciente sangrando muito, não respondeu às manobras de reanimação.

II. TÉTANO

No mês de abril de 1979, terminada a residência, fui contratada para trabalhar nos plantões no mesmo hospital em que fiz residência em Pediatria e onde desempenhei funções até há pouco tempo. Atendíamos intercorrências nas enfermarias, na UTI Pediátrica, UTI Neonatal, Sala de Parto e Internações. Na época, não havia médicos fixos naqueles setores como há hoje. Eu fiz parte do primeiro grupo de médicos contratados para atender nos plantões nessas áreas.

Em certo plantão noturno, fui chamada para atender intercorrência de paciente de 9 anos de idade na UTI Pediátrica. O menino, por alguma razão, estava com as vacinas incompletas. Hospitalizado na UTI há alguns dias, encontrava-se em sala isolada, à prova de som e luminosidade, devido ao tétano.

Ele apresentava piora no quadro clínico e com crises convulsivas de difícil controle clínico. Eram na realidade espasmos paroxísticos ou contraturas musculares violentas. Depois do atendimento, fiquei sozinha no quarto escuro e silencioso; olhando para o paciente fui envolvida por energia que promoveu uma expansão de consciência e ampliou minha lucidez.

Pensei no *Amparador* perguntando-lhe como poderia ajudar. Relaxei e, após instantes de reflexão, percebi intensa luminosidade sobre a cama. Aos poucos, a luz se concentrou sobre o corpo do paciente que ficou muito iluminado. Entendi com isso, que alguém queria ajudar. Indaguei ao *Amparador* onde estaria o foco infeccioso até então não encontrado. A luz concentrou-se nos pés da cama, iluminando os membros inferiores do menino. Aos poucos, a luz se restringiu ao pé esquerdo. Aproximei-me para examinar aquele pé totalmente iluminado e, sem tocar, tentei localizar alguma área alterada capaz de abrigar o foco infeccioso causador daquele quadro. A luz concentrou-se no hálux do pé esquerdo.

No primeiro momento, não identifiquei nenhuma lesão externa. Procurei equilibrar e silenciar o pensamento, mantive o foco no diagnóstico, concentrada e por clarividência, vi sombra escura debaixo da unha. Nesse momento, sabia ter localizado o local infectado, mantenedor do quadro tetânico, embora não houvesse lesão externa ou ferimento contaminado aparente.

Não dispunha de nenhum exame, na época, que pudesse confirmar meu parecer. Seria necessária a presença de cirurgião para remover a unha. Nem sempre era fácil para outro profissional entender a informação acessada por mim através do parapsiquismo. Após alguns dias hospitalizado e sem se chegar, por meio de condutas convencionais, à lesão, porta de entrada do bacilo *Clostridium tetani* (vírus do tétano) para a contaminação, a sugestão do *Amparador* era a única possibilidade de tratamento.

As condições clínicas agravantes do paciente indicavam que qualquer procedimento seria de risco. E eu não tinha como justificar nem provar tal informação com exames, não existia nenhuma lesão visível para o médico cirurgião atender ao pedido, a não ser o meu parecer acessado e inspirado pelo *Amparador*. Durante o plantão noturno, não tive sucesso na minha interlocução com a equipe cirúrgica. Meus argumentos não foram convincentes e, por isso, não valorizados.

Após a avaliação cirúrgica, fiquei mais um tempo sozinha junto com o paciente. Vários pensamentos, várias hipóteses passaram pela tela mental. Predominava o sentimento de frustração, de impotência. Reconheci não ter sido atendida por insegurança e por não estar convicta do diagnóstico. Sentia-me responsável pelo que poderia acontecer com o paciente, por isso não me posicionei. Após a equipe cirúrgica sair, procurei nova interlocução com o *Amparador,* precisava de maior entendimento.

Foi o primeiro fenômeno parapsíquico com paciente extremamente grave, com risco de morte iminente. Não podia errar. Devido ao estágio avançado da patologia, o menino não estava em condições clínicas de se submeter a qualquer procedimento.

O *Amparador*, entendendo minha responsabilidade, e por merecimento do paciente, voltou, iluminou o mesmo dedo novamente, e com calma consegui confirmar a imagem, semelhante a uma sombra por debaixo da unha.

Mais convicta e confiante do que deveria ser feito, única alternativa para o paciente sobreviver, procurei na manhã seguinte, o plantão cirúrgico do dia. Constatei ser do colega receptivo às informações sugeridas pelo amparo de função, com o qual havia tido vivências conjuntas anteriormente, inclusive com os pacientes do consultório. Com a certeza de estar fazendo o melhor para o menino, ao relatar minha hipótese diagnóstica, coloquei energia ao expor a informação, com o propósito de reverberar para os especialistas o verdadeiro diagnóstico e a necessidade cirúrgica para completar o tratamento.

Eles examinaram o menino e acharam válida minha informação. Em poucos minutos, estavam lá com toda equipe e anestesista para a realização do procedimento. Ao divulsionar a unha, perceberam a presença efetiva do corpo estranho. A unha foi retirada e parte de uma folha de capim-da-praia, comumente usada para confeccionar assentos de cadeiras, foi encontrada.

No final da semana anterior, o menino estivera na casa do pai que morava na praia, onde, em uma pescaria, passou por dentro de banhado ferindo-se com aquele tipo de vegetação. Os pais eram separados, e por isso a mãe não tinha essa informação para nos fornecer. Uma semana depois, ele já estava bem, fora de qualquer risco de perder a vida.

Anos após, num plantão, fui avisada pela enfermeira do ambulatório que uma criança, com aproximadamente um ano de idade, estava chegando de ambulância e subiria direto para a sala de internações, devido à gravidade do quadro clínico.

A criança chegou, acompanhada por pediatra, cianótica, apresentando um quadro de angústia respiratória grave. No setor de radiologia, a ausculta pulmonar me chamou a atenção. Após o exame de Raio-X de tórax, ao auscultar novamente o pulmão esquerdo, a semiologia pulmonar pareceu ter mudado. De repente, num *flash* luminoso, enxerguei um corpo estranho: um pedaço de plástico transparente amassado, obstruindo quase totalmente o brônquio do pulmão esquerdo.

Na pediatria, o mais comum em caso de aspiração é comprometer o pulmão direito. O pneumologista para realizar broncoscopia de urgência não se encontrava no hospital. Procurei ajuda no bloco cirúrgico. Lá estava o mesmo profissional daquela noite, que não valorizou, não sentiu ser procedente minha informação no caso do menino com tétano. Falei rapidamente o que estava acontecendo, sabia não ser especialidade dele realizar broncoscopia, mas sabia que tinha especial aptidão para esse procedimento. Expliquei a minha hipótese, apesar de ser o pulmão esquerdo o comprometido, e pedi para procurar o objeto plástico, que sabia ser a causa daquela dificuldade respiratória. Não fez grandes questionamentos e pediu para encaminhar a criança ao bloco cirúrgico.

Realizou o exame e lá estava o corpo estranho descrito. Agradeci, sob banhos de energia, a sensibilidade de ter acreditado no meu parecer e tirado a criança do risco de perder a vida, que estava correndo. Parou e olhando nos meus olhos, falou: "não podia falhar novamente contigo".

Durante a hospitalização, a mãe descobriu que o irmão de três anos, ofereceu um pedaço do plástico que estava mascando para o bebê, com a intenção de acalmá-lo.

No esclarecimento, às vezes, se leva tempo para metabolizar o novo aprendizado. No entanto a gratidão do esclarecimento bem feito vem na forma de assistência. A pessoa esclarecida se sente na obrigação de ajudar e retribuir a informação recebida.

III. Aprendizado para Dessoma

Durante os vinte anos seguintes, nos plantões, parecia ser eu a escolhida para o atendimento de intercorrências com crianças especiais, o que me fazia refletir sobre a especialidade escolhida. A Neuropediatra foi uma especialidade que sempre procurei e me interessei em aprender mais. Nunca perdia a oportunidade de acompanhar os especialistas da área nas avaliações, e aproveitava para obter mais esclarecimentos e, assim, me capacitar para melhor atender as crianças e para assumir a tarefa futura da qual eu tinha consciência.

Eis mais um capítulo para este preparo: em setembro de 1999, através de projeção lúcida, tive aula patrocinada pelo *Amparador* representando um treinamento completo sobre dessoma.

Na projeção, presenciei a despedida entre mãe e filha no hospital. A mãe havia sido hospitalizada para realizar alguns exames. A filha foi para casa, porque estaria de plantão naquela noite. Poucas horas após a despedida das duas, a mãe teve um mal súbito e dessomou.

Durante a projeção, observava um colega do meu grupo de plantão trabalhando fora do seu dia habitual; era o pilar forte de energia para minhas intervenções parapsíquicas. Naquela projeção o via circulando na sala de internações, assistindo alguém, com especial atenção, durante a noite toda.

Ele estava preocupado, querendo ajudar. Não era seu dia de plantão e eu tive a certeza, por inspiração do *Amparador*, de não ter sido o fato acontecido com sua mãe na época, também com problemas de saúde. Observei-o durante a projeção, fazendo assistência à família da pessoa dessomada.

Ainda projetada e acompanhada pelo *Amparador*, fomos até o local onde a senhora seria velada. Na sala do prédio situado no meio do campo, seu corpo estava colocado na frente de uma janela basculante. Ficamos parados, observando suas tentativas para deixar o corpo. Fiquei parada, jogando energia para ela conseguir. Parecendo uma massa gelatinosa, a consciex saía de maneira descoordenada, batia no basculante e despencava novamente de volta para dentro do corpo. Essa cena se repetiu por várias vezes. Fiquei impressionada com a sua dificuldade e percebi estar precisando de ajuda. O *Amparador* sinalizou ser aquela minha tarefa. Disse-me que eu já estava preparada para executá-la. Aproximei-me do corpo e mentalmente, comecei a esclarecê-la, orientando-a sobre a condição atual de descarte do corpo físico, para não ter pressa nem medo e sugeri olhar através do basculante.

Do lado de fora, na comissão de pararrecepção, encontravam-se os familiares dessomados, amigos, pessoas conhecidas. Ao ver os parentes e os amigos, ela perdeu todo o receio, demonstrou segurança e, num gesto calmo, levantou e foi saindo. Ao chegar do lado de fora, próxima a seus familiares, vi um filete de energia se dissipando, se desprendendo do nucalchacra e ela, mais calma, foi se afastando com eles.

No dia seguinte, ao chegar para trabalhar, fiquei sabendo no intrafísico da dessoma daquela senhora, mãe de uma colega, que estaria de plantão naquela noite, confirmando os acontecimentos vivenciados na projeção. De manhã, após o término do trabalho no hospital, fui junto com um colega até o local do velório, confirmando ser o local da projeção, onde, acompanhados pela filha, nos aproximamos do corpo e presenciamos um movimento sutil de relaxamento da musculatura do rosto passando a apresentar semblante mais tranquilo. Esse fato foi percebido especialmente pela filha. Eu, neste momento, a vi na condição de consciência extrafísica acompanhada por outra consciex, perto do corpo, agradecendo a ajuda, o esclarecimento e informando estar bem.

IV. Dois Momentos da Tares

As atribuições profissionais requeriam maneiras distintas de atuar no hospital e no consultório, pela importância de cada local de trabalho. No consultório, as crianças ficavam em ambiente otimizado, local saturado de energia acolhedora, com holopensene assistencial conquistado com os anos de trabalho, formando um campo energético assistencial criado junto com o *Amparador*, e ali era também o meu local de poder. Elas sabiam estar indo para o meu consultório e, no caminho, falavam a seus pais já sentirem o meu perfume. Na sala de espera, pacientes e mães se acalmavam, aliviavam a ansiedade e a preocupação, parecia que toda doença amenizava.

As mães telefonavam para agendar a consulta e as crianças recebiam essa marcação como um pré-atendimento, começavam a melhorar e ficavam na expectativa de nosso encontro.

Durante os trinta anos de trabalho no consultório, atendendo a uma média de vinte crianças por tarde, sou grata ao amparo por, neste tempo, não ter passado pela experiência, que eu tenha conhecimento, de perder um paciente por falha minha, de deixar que desenvolvessem uma doença grave, colocando sua vida em risco.

Lembro-me do encontro com o *Amparador* no dia da matrícula na faculdade. Entre os muitos questionamentos, queria entender mais sobre o combinado de trabalhar com ele, feito antes de ressomar. Para me tranquilizar, propôs um *pacto de confiança entre nós*. Eu emprestaria minhas mãos para terminar sua missão e ele me ajudaria, e esclareceria no momento certo, para não ter erro médico. Estaria atento para me chamar a atenção em todas as situações graves.

Por tudo isso, sabia ser escolhida pelos pequenos pacientes e seus familiares. Agradeço o privilégio de ter convivido e aprendido com eles durante todos aqueles anos e por ter tido o prazer de cuidar também de seus filhos, até encerrar meu trabalho no consultório. Ainda hoje encontro, com frequência, mães me dando notícias dos filhos, agora adultos, profissionais realizados.

Os pais e as crianças eram receptivos ao esclarecimento que fazia. Era considerada mais uma pessoa, em quem eles confiavam, a preparar seus filhos para o futuro. A tarefa do esclarecimento podia ser feita sobre assuntos particulares de modo direto com o próprio paciente e o esclarecimento se dava de maneira integral, inclusive sobre parapsiquismo.

Alguns de meus pacientes envolveram-se com drogas na adolescência. Nessas ocasiões, fui procurada pelos pais por saberem do respeito e carinho que os filhos tinham por mim. Os adolescentes aceitavam conversar comigo sobre o assunto. Após algumas consultas, a maioria entendeu a falta de inteligência e o atraso que o vício representa na evolução, abandonaram o grupo de amigos com os quais estavam envolvidos.

Com alguns poucos pacientes, houve necessidade de orientar os pais a mudarem de cidade. Desse modo, dentro de minha estatística, desconheço o fato de algum paciente ter prosseguido no caminho das drogas e da delinquência. Atribuo esse sucesso ao trabalho realizado visando assistência cosmoética, sem esquecer a presença constante do *Amparador*, bem como ao suporte e compreensão que os jovens receberam de suas famílias.

Já no hospital tudo é mais difícil. A criança é hospitalizada sem ser acompanhada pelo seu pediatra. Elas não têm a oportunidade de escolher o médico e, na maioria das vezes, internam-se onde há vagas. Quando se está doente a ponto de hospitalizar, toda a família se desorganiza e se desestrutura com o impacto da doença e da hospitalização.

O hospital no qual trabalhei é um local que atende exclusivamente pelo Sistema Único de Saúde (SUS). Ele não tinha limite de consultas e, quando necessário, eram convocados mais profissionais para atender a demanda. Para as hospitalizações, é tradição conseguir-se vaga para todos. Os pacientes são acolhidos e os pais não são orientados a procurar em outras instituições um leito para hospitalizar seu filho. Na Pediatria, por ocasião da alta hospitalar, era fornecido o medicamento para o início ou continuação do tratamento. No grupo hospitalar, um familiar acompanhante de cada paciente recebe três refeições por dia.

Foi nessa instituição que entendi a essência do que é assistência. Interagindo com crianças e suas mães de vários níveis sociais, com predominância daquelas com carências culturais, nutricionais e principalmente afetivas. Além disso, as mães, na grande maioria adolescentes, também se encontravam em semelhante condição.

Em função da baixa cognição de alguns familiares e pelas dificuldades encontradas ao voltar para casa, em ambiente com condições desfavoráveis, ocorre a reincidência da patologia e resulta em um ciclo de internações pelos mesmos motivos. O esclarecimento torna-se uma tarefa, muitas vezes, antipática, difícil de ser recebida pelos cuidadores, gerando conflitos entre o médico e o familiar da criança.

Ao trabalhar com o parapsiquismo, tem-se uma visão sobre assistência diferenciada do convencional. A tares (tarefa do esclarecimento) se torna prioridade apesar de antipática.

Em um dos plantões de final de semana, no início do meu trabalho no hospital, na função de plantonista contratada, aconteceu um desentendimento com um residente do segundo ano (R2). Ele não aceitou minha orientação de responsável pelo plantão. Isso foi motivo para convocarem uma reunião com a direção do hospital e a preceptoria da residência. Os residentes procuraram marcar a reunião no dia de meu plantão.

O preceptor da residência, que foi meu professor também, saiu antes do término da reunião, me procurou e falou: *Jô, na condição de minha filha mais velha, vamos sentar no banco em frente ao elevador e cada vez que a porta abrir, tu vais olhar no olho de cada residente, sem desviar o olhar ou chorar*. Isso para mostrar que minha conduta estava certa e cosmoética.

Muitas vezes ficamos na expectativa de conquistar um amparador extrafisico para nos orientar e auxiliar nas assistências a serem realizadas, quando, na grande maioria das vezes, não identificamos ou percebemos o esforço do ampador intrafísico, aquela pessoa que está ao nosso lado nos orientando, estimulando para fazer o melhor.

As vacinas, por exemplo, constituíram-se, por muitos anos, em outro assunto complicado. Raramente as crianças estavam com as vacinas em dia, o que trazia consequências nem sempre compreendidas pelas mães. Por tais motivos, muitas vezes o meu trabalho foi mal-entendido, gerando conflitos de relacionamento. Embora as mães tivessem dificuldade em aceitar as orientações, continuava em minha tarefa de esclarecimento.

A tarefa do esclarecimento nem sempre é bem aceita. Às vezes parece até uma atitude mal-educada, antipática. Mas não devemos deixar de praticá-la, pois se sabe que a informação fica registrada e que em algum momento a mãe poderá refletir e discernir sobre o que é melhor para seu filho.

V. Dois Atendimentos (Torção de Ovário)

Durante o plantão, à tarde, fui atender uma emergência na enfermaria do 4º andar. Ao passar pela sala de internações, senti necessidade de parar em frente à porta fechada. Percebi a instalação da sinalética energética parapsíquica, concentrei para ficar receptiva à informação. Percebi meus olhos (meus paraolhos) se estenderem, alongarem e atravessarem a porta, em movimento rápido, igual a mola. Vi, bem localizado na região hipogástrica, mais à esquerda, de uma criança ainda de colo, área edemaciada com sinais inflamatórios e, no seu interior, uma imagem que lembrava um espermatozoide gigante, necrosado. Rapidamente meus olhos voltaram ao normal, permanecendo certo desconforto. Apertei as pálpebras com as mãos para acomodá-los. Continuei o caminho até o setor de Radiologia. Discuti com o radiologista o exame do paciente que iria atender. Afinal, este era o meu foco naquela hora e naquele lugar.

Contudo, minha atenção continuava focada também naquela sala. Voltando, passei novamente pelo mesmo corredor, cheguei ao elevador e fiquei pensando nos dois atendimentos, o da criança a me aguardar no 4º andar e a criança por trás daquela porta fechada. Quando o elevador chegou, senti dificuldade de me mexer, o corpo ficou pesado. Fiquei tentando entender o que estava acontecendo.

Sintonizando com o *Amparador*, perguntei: *o que quer me mostrar? O que está acontecendo? O que devo fazer? Qual a urgência maior?* A resposta intuída foi: *entre na sala*. O colega estava terminando a internação de uma menina de 8 meses de idade. Perguntei-lhe a respeito do motivo, a causa da internação que estava fazendo. Ele me olhou, levantou com calma, rasgou a folha de prescrição e disse: *tu sabes que eu não sei o que esta criança tem?* Naquele momento, percebi ser a portadora do diagnóstico correto. O *Amparador* havia me adiantado. O colega falou: *está tudo contigo agora*, e saiu da sala.

Embora a menina parecesse muito bem, ao examiná-la, encontrei a área de rubor, calor e dor perto da região inguinal esquerda, estendendo-se até a região suprapúbica, local visualizado por mim ao passar pelo corredor. A mãe informou que o quadro iniciou com febre e dor há mais de 24 horas. Levou-a para consultar e, aparentemente, no momento do primeiro exame, não foi encontrada alteração que justificasse a dor. O médico pediu para observar a menina e retornar no dia seguinte. Durante a noite, na troca de fraldas, a mãe percebeu a alteração na região inguinal.

Mesmo sem pensar no diagnóstico, instintivamente liguei para o centro cirúrgico. Quem atendeu foi o colega receptivo às minhas informações, sempre por perto quando o *Amparador* indicava um procedimento cirúrgico. Dizia não entender de fenômenos espirituais, mas percebia, nesses momentos, a reverberação das energias do *Amparador.* Eu e esse colega tivemos uma parceria profissional que funcionou bem por muitos anos, inclusive com os pacientes do consultório.

Disse-lhe ser grave o caso da menina, embora naquele momento ela estivesse brincando com a mamadeira de chá. Sussurrando, ele perguntou: *Jô, o que é que tu estás vendo?* Descrevi o meu exame. Perguntou-me: *qual seria o teu diagnóstico?* Respondi: *Se fosse um menino, seria uma torção de testículo. Mas é uma menina de 8 meses.*

Pediu-me para levar a criança até a sala de recuperação do bloco cirúrgico para examiná-la. Fiz um desenho da imagem registrada por clarividência poucos minutos antes. Não tínhamos aparelho de ultrassom na época e, por isso, após examiná-la, propôs-se a fazer uma exploração cirúrgica. Pelo exame físico e pela minha informação, ilustrada através do desenho, concluiu-se ser muito provável uma torção de ovário.

Perto das 21 horas, o cirurgião telefonou e perguntou se eu não estava curiosa sobre o procedimento realizado na paciente. Ele estava esperando na porta do bloco cirúrgico, com vidro de formol na mão, contendo algo escuro em seu interior, e na outra mão, o papel com o desenho. Sorrindo pelo sucesso, informou-me estar a criança bem e, comparando o conteúdo do vidro com o desenho, disse: *vê se não é igual?* O espermatozoide gigante, vislumbrado por clarividência, era, na verdade, o ovário com parte da tuba necrosados.

Relatou o ato cirúrgico e disse tratar-se realmente de uma urgência. Ao tocar na cápsula que envolvia o processo inflamatório junto ao ovário, ela se rompeu, o que aconteceria em curto prazo, caso não tivesse sido removida.

Quando o profissional confia no amparo de função, este nos inspira para as assistências prioritárias e emergenciais que se fazem necessárias. Cabe ao profissional ficar atento e confiar nos parafatos, associados às evidências, mesmo que tímidas, e seguir em frente. Confiança no amparador pacifica tudo que se faz e amplia a cognição e o entendimento da informação inspirada. Só se consegue esta confiança entre amparador e amparando, assistindo. O acúmulo de vivências e resultados positivos chancelam essa parceria.

VI. Mal de Pott

Um menino de mais ou menos 3 anos e 6 meses de idade foi hospitalizado na enfermaria sob meus cuidados, encaminhado do interior, já com várias internações em outros hospitais, por dor abdominal.

Pela investigação e pelos exames, nada foi encontrado para justificar essa dor. No 10º dia de hospitalização, ainda estávamos sem diagnóstico e o tempo de internação expirado.

Naquele dia, tomando café em casa, antes de sair para trabalhar no hospital, a sinalética energética parapsíquica se instalou e, como um *flash,* vi o *Amparador* de pé na minha frente, e no mesmo quadro, enxerguei a criança junto dele.

Antes de ir para a enfermaria examinar os pacientes, preparei-me para revisar os exames desse menino. Ao manusear os papéis do seu prontuário, senti algo como choque elétrico. Reagi falando alto. A enfermeira veio em meu socorro, pensando haver-me machucado no arame do prontuário. Aquele choque era o sinal indicativo de que o amparo de função estava ali e eu precisava ficar atenta, concentrada para não perder detalhes da informação. Até porque esses momentos eram únicos, individuais e inéditos. O bloco ou o *flash* da informação eu teria de decodificar. Este era mais um sinal a ser valorizado.

Pensei: o *Amparador* vai apontar onde estou errada. Recebi um intenso banho de energias, abri os olhos e olhei para o chão. Vi quatro bolas semelhantes a madeira de cor natural, formando o rosto de um chinês. Pela leitura labial, foi dizendo: *bota ele de pé.* Reagi: *como assim?* E a resposta foi novamente: *coloca ele de pé.* Protestei, informando que a queixa era dor abdominal.

Aquelas quatro bolas se harmonizaram, pareciam sorrir e, com muita fraternidade e calma, repetiu: *faz ele caminhar.* Assim, sem entender no que isto poderia ajudar na dor abdominal do menino, fui com o residente, surpreso ao meu lado, até a enfermaria colocar o paciente de pé e fazê-lo caminhar. O menino estava, como sempre, deitado no colo da mãe. Era um menino do interior, tímido, de origem alemã, não falava português. Assim sendo, ninguém o tinha visto interagir com as crianças da enfermaria. Inclusive ninguém o havia visto caminhar.

Decidida, com cuidado o peguei do colo da mãe e o coloquei de pé no chão. A reação foi assustadora e inesperada. Ao ficar de pé o menino deu um grito de dor, abraçou o abdômen e foi se encurvando para frente, sudorético, pálido, trêmulo, em direção ao chão. Num impulso, coloquei-o de volta na cama em decúbito dorsal, única posição em que permaneceu naqueles 10 dias, inclusive quando estava no colo da mãe. Só então constatei ser aquela sua posição antálgica. Pela reação da mãe, perguntei-lhe o que estava acontecendo. Com dificuldade, ela respondeu ser essa a dor de barriga do filho.

Indaguei se já tinha relatado a alguém, inclusive nas outras internações, a respeito da dor abdominal do menino instalar-se quando colocado de pé. Respondeu não ter comentado com ninguém tal fato por não achá-lo importante. Há mais de 2 meses, o quadro se repetia nessas condições.

Por momentos, fiquei sem saber por onde começar, quando, repentinamente, os dois neuropediatras do hospital apareceram na porta da enfermaria perguntando se precisava de ajuda. Pela energia, entendi serem eles portadores da resposta. Relatei o acontecido. Examinaram o menino e sugeriram Raio-X da coluna vertebral. Mais tarde fui até o setor de Radiologia para discutirmos os exames. Encontrei com meu colega radiologista no corredor e fui relatando a história da criança.

O residente da radiologia encontrava-se sentado, concentrado, interpretando outros exames. Ao passarmos por ele, falou alto: *é Mal de Pott*. O radiologista colocou os filmes no negatoscópio e disse surpreso: *acho que ele tem razão*. Perguntamos ao residente porque teria dito "Mal de Pott" e ele respondeu não se lembrar de ter falado nada. Ambos examinaram o filme e foram consultar livros de radiologia para comparar e confirmar o diagnóstico. Concluíram ser, realmente, Mal de Pott.

Posteriormente, com exames complementares, ficou confirmado ser a doença do menino tuberculose óssea, havendo já destruído dois corpos vertebrais de sua coluna dorsal. Imediatamente, o menino foi colocado em decúbito dorsal sobre superfície dura e encaminhado ao ortopedista para imobilização, enquanto aguardávamos os exames para confirmar o diagnóstico. No decorrer dos dias, foi constatado que os demais membros da família do menino estavam com tuberculose em fase avaçada.

Após 8 meses de tratamento domiciliar, foi suspenso o colete protetor e ele voltou a caminhar. Toda a família foi acompanhada pelo posto de saúde da cidade para o devido tratamento. No final, voltou ao hospital caminhando, sem usar qualquer proteção para a coluna vertebral, para agradecer e mostrar o sucesso do tratamento.

VII. Síndrome de Münchhausen por Procuração

Dia 07/01/2003, voltei de Foz do Iguaçu onde participei do segundo módulo do curso Pilares do Parapsiquismo, cujo objetivo era o desenvolvimento e entendimento dos fenômenos parapsíquicos. Esse curso durava dois anos, e, a cada três meses, havia um módulo. Naquela época, não havia ainda a facilidade das linhas aéreas ligando Porto Alegre a Foz do Iguaçu. A viagem de ônibus levava cerca de 13 horas.

Cheguei ao hospital e bati o cartão de ponto às 9h27min. Fui direto para o 4º andar ver meus pacientes. Estava bem, apesar da viagem, e ainda envolta no holopensene da imersão no *Campus do Centro de Altos Estudos da Conscienciologia (CEAEC).*

Na enfermaria, havia dez pacientes. Cumprimentei as mães, justifiquei meu atraso, passei por todos os berços para me certificar de não haver nenhuma urgência. As mães estavam esperando, parecia estar tudo calmo. Comecei examinando pela ordem habitual.

Quando cheguei ao berço 405.8, a menina me chamou a atenção, por estar na enfermaria de idade não adequada para ela. Estava chorando, sentada no berço ainda com roupa de casa. Escutei-a dizendo: *mãe, me leva para casa, eu não tenho nada. Não estou doente.*

Quando cheguei perto do leito para examiná-la, olhei no prontuário o motivo da internação: crise convulsiva.

A sinalética energética parapsíquica foi ficando mais ativada, indicando a presença do *Amparador.* Quando a sinalética aumenta de intensidade, é para me alertar de que alguma coisa grave está acontecendo. A mãe, sentada na cadeira ao lado da cama, não se mexeu. Olhei para ela e perguntei se era este o primeiro episódio de crise convulsiva. Com agressividade e olhando fixo, respondeu afirmativamente. Percebi pedido de socorro no olhar da menina. Durante o exame, apertou a minha mão e falou: *tia, eu não estou doente. Eu não sei por que minha mãe faz isso.*

Com a sinalética energética ainda instalada, começou a exteriorização espontânea de energia. A menina insistia não ser verdadeiro o relato da mãe. Ela não tinha doença alguma e não sabia por que a mãe a levara para o hospital. A mãe permaneceu imóvel, nos observando sem reagir.

Subitamente, uma onda de energia negativa chegou até mim, fiquei tonta e nauseada, olhei para a mãe. Esta, encostou-se na parede, ergueu o braço direito por cima da cabeça e era como se na testa houvesse um letreiro: *não adianta me olhar com esta cara. Vou fazer de novo e tu não vais fazer nada.*

Tive a sensação de cair, o ambiente escureceu e a náusea se agravou. Apanhei a fralda limpa no berço ao lado, coloquei sobre a boca e a atendente da sala me convidou para sair da enfermaria. Perguntou se eu tinha reconhecido aquela mãe. Eu disse que não e a enfermeira informou: *esta é a mãe do "A. D."*. Uma sensação de impotência e angústia tomou conta de mim.

Essa mãe, em outubro de 2002, hospitalizou o filho de 3 anos e 6 meses por diarreia. O menino passou vários dias hospitalizado, investigando a possível causa da infecção intestinal. Durante esse tempo, passou muito bem, brincando, sem apresentar nenhum sintoma da queixa referida pela mãe. Após investigação completa, feita pelo colega que entrou em férias e eu fui escalada para substituí-lo, revisei o prontuário e os exames, cujo resultado foi normal.

Comuniquei para a mãe a alta hospitalar do menino. Com um gesto agressivo, levantou e disse que o menino não estava bem e que precisava permanecer hospitalizado: *como que a senhora vai dar alta se ele ainda está doente?* Perguntei-lhe o que estava acontecendo, falei-lhe para não usar o filho, mantendo-o hospitalizado, se estivesse passando por alguma necessidade. Expliquei que por ser um menino forte, bem nutrido, ativo, cheio de energia, precisava de espaço para interagir. Dentro do hospital existe o risco de se contaminar, por estar brincando no corredor e visitar os amigos nas outras enfermarias.

Tentei mostrar a ela a possibilidade de resolver alguma dificuldade que pudesse ter, usando o serviço de assistência que o hospital oferecia. A mãe se manteve agressiva dizendo não estar precisando de nada. Antes de entregar a nota de alta hospitalar, solicitei avaliação no serviço de Psicologia e a encaminhei ao Serviço Social para obter a assistência fora do hospital. Foi deixada consulta marcada para o pediatra e gastroenterologista.

Enquanto eu ia examinando as outras crianças da enfermaria, essa mãe aproximou-se de outra cujo filho era portador de lesão cerebral grave e lhe perguntou: *qual motivo tu usas para hospitalizar teu filho?* A mãe, desanimada, disse: *olha para ele. Tem crise convulsiva todo dia.*

No momento em que a enfermeira entregou os papéis da alta hospitalar, no turno da tarde, após ter passado pelas consultorias solicitadas, a mãe, indignada, disse que iria esfregar o atestado de óbito na cara daquela doutora. Só fiquei sabendo disso no dia seguinte.

Em menos de 24 horas após a alta, ela retornou para consulta com o menino por crise convulsiva e ficou na sala de observação, no ambulatório por 24 horas. Teve alta novamente. Pela terceira vez, em menos de 24 horas após a segunda alta, ela hospitalizou o filho com a mesma queixa em outro setor do hospital.

Em 24 horas, após a terceira internação, o menino teve alta novamente, desta vez, com um vidro de anticonvulsivante fornecido pelo hospital para início de tratamento. Após essa terceira alta hospitalar, em menos de 5 horas, aquela mãe retornou, acompanhada por seus vizinhos e amigos da vila onde morava, com o menino morto no colo, culpando os médicos e o hospital.

Na manhã seguinte, quando o secretário do andar me contou sobre a dessoma da criança, eu estava trabalhando no computador e recebi intenso banho de energia. Fiquei parada tentando lembrar do menino. Quando abri os olhos e olhei para a tela do computador vi uma cena com o menino sentado em frente de uma mesa, com o prato cheio de arroz e feijão, a mãe segurando seu queixo com a mão, fazendo-o engolir até a última gota do anticonvulsivante. Depois o fez comer todo o feijão com arroz.

Quando começou a passar mal, ficando sonolento e vomitando, ela colocou a mão sobre a boca da criança, vi arroz e feijão sair entre os seus dedos, o que provocou a dessoma do filho por asfixia. O laudo da necrópsia foi de aspiração maciça.

Quando o *Amparador* me mostrou a cena, tive a intuição de que essa mãe poderia tentar a mesma coisa com as outras duas filhas. Por isso, enquanto estava trabalhando, não raro enxergava a cena como um filme em minha tela mental com a história se repetindo. Nesses momentos, aproveitava para buscar informações dessa mãe com a psicóloga ou com a assistente social do hospital.

Então, ao ver a menina na enfermaria esperando a vaga no leito adequado para sua idade, relatei minha apreensão ao meu colega, acompanhado pelos residentes que iriam recebê-la, para manter a paciente hospitalizada e vigiar o comportamento da mãe, dar tempo de a mãe desistir da sua intenção, proteger a menina e, ao mesmo tempo, aguardar as avaliações da equipe multidisciplinar do hospital e diagnosticar o distúrbio psiquiátrico da mãe. Eu o informei de já ter solicitado todas as avaliações possíveis.

Falei ao especialista para não valorizar a queixa de crise convulsiva informada pela mãe. Lembrei-o do caso do menino há alguns meses atrás. Informei-o também da atitude da mãe, que procurou se informar sobre como hospitalizar crianças com mais facilidade, com outra mãe cujo filho tinha lesão neurológica grave.

Nesses momentos, apesar de minha argumentação, sabia não estar sendo entendida, tinha a sensação de estar rodeada de catatônicos a respeito da realidade multidimensional, de estar falando no vazio. O desânimo só não era maior, porque algumas poucas pessoas, que estavam por perto, tinham um pequeno vislumbre dessa realidade, tinham um pequeno entendimento a respeito do que eu estava sentindo, percebendo e vivenciando nestas situações. Geralmente, eram funcionários que não tinham o poder político de mudar a história.

No 3º dia, depois de acabado o meu horário de trabalho, foi dada alta hospitalar à menina, com o diagnóstico de epilepsia. Como passou a ser rotina do hospital, a mãe vai para casa com um vidro da medicação para iniciar ou continuar o tratamento, no caso um vidro de anticonvulsivante. Mais ou menos 5 horas depois, a mãe retornou com a menina morta, desta vez sem os vizinhos e amigos.

Depois do fato consumado, percebi ser observada com certo ar de incredulidade e até de medo. Nunca fui questionada a respeito, não demonstraram interesse de saber como se acessa essas informações e da certeza que se tem e da veracidade do que nos é informado.

Foi acionado o serviço de proteção à criança da Prefeitura Municipal, grupo multidisciplinar, e a mãe passou a ser monitorada. Algum tempo depois, ela começou a levar a filha mais velha às emergências alegando doenças. A menina foi afastada dela e encaminhada para um abrigo, aguardando o momento de ser entregue aos avós paternos.

Em novembro daquele ano, fui convidada para uma reunião da equipe de maus tratos do hospital, junto com a equipe multidisciplinar da cidade, com o objetivo de assistir à reunião de encerramento do caso dessas duas crianças.

Fui apresentada como sendo a pediatra que melhor conheceu as crianças. A funcionária a qual me convidou a participar da reunião, falou que eu merecia saber o resultado final. Solicitou que a assistente social da prefeitura me contasse o que a irmã mais velha revelara a respeito dos irmãos. Essa assistente social narrou que ficara amiga da menina e, de vez em quando, a levava para a sua casa nos finais de semana.

Um dia, a menina perguntou se podia contar a ela o jeito que a mãe procedia com seus irmãos. E então relatou: ao chegar do hospital, a mãe ia pingando o remédio na boca de cada um deles, até a última gota. Enchia um prato com arroz e feijão e os mandava comer. Só o doente podia comer. Quando começavam a passar mal, a ficar sonolentos e a querer vomitar, a mãe fechava suas bocas com a mão e ela via o arroz e feijão sair por entre os seus dedos.

Nessa reunião, tive a confirmação da necessidade de ajuda a essa mãe em nosso primeiro encontro. Foi descoberto ter sido ela menina de rua, com várias passagens na antiga FEBEM, com internações por overdoses de drogas. Nesse meio, ainda adolescente, conheceu o pai das crianças. Foram morar em outra cidade e viveram do tráfico de drogas por mais de 10 anos. Soube-se que o pai estava preso há seis meses e, por isso, ela voltara para Porto Alegre, ficando na antiga casa de passagem frequentada por ela quando jovem e cuja funcionária daquele abrigo considerava sua mãe. Nessa época, ela deu início ao processo de descompensação, conhecido como Síndrome de Münchhausen por Procuração.

Três meses após a dessoma da menina, ao participar do 3º módulo do curso Pilares do Parapsiquismo, comentei o fato com o professor e pesquisador Waldo Vieira, ainda me sentindo culpada e impotente por não ter conseguido evitar a dessoma daquelas duas crianças. Ele esclareceu sobre qual poderia ter sido a minha melhor postura frente a essa mãe, usando o parapsiquismo.

Orientou-me para nestes momentos falar o que percebo parapsiquicamente, da boca para o ouvido, comunicando saber o que está pensando e o que pretende fazer, com a intenção de intimidá-la, ao mesmo tempo dar a oportunidade de refletir e aceitar ser ajudada. Enquanto isso, a equipe multidisciplinar terá tempo de colher alguma evidência e chegar ao diagnóstico do desequilíbrio emocional. No final, como que acariciando a cabeça de duas crianças com a mão direita, disse: *aqui tem um menino e uma menina que querem agradecer a tia Jô pelo cuidado e carinho.*

Outro caso dessa síndrome, com o qual tive contato, foi uma menina de 4 para 5 anos que foi hospitalizada com a queixa de feridas na boca. Antes de entrar na enfermaria, como de costume, estudei o prontuário e os exames da paciente. Na história de internação, estava relatado que, há uns 15 dias, ela apresentou lesões na boca, tendo ficado hospitalizada por 12 dias em outro hospital, com diagnóstico de estomatite. Havia tido alta hospitalar há menos de 48h.

Quando me aproximei da menina para examiná-la, ela reagiu com medo. A sinalética energética parapsíquica se instalou de maneira intensa. Este sinal, com tal característica, decodifico por um alerta. Instalei o EV e, espontaneamente, iniciou-se a exteriorização de energia.

Aproximei-me do leito, com a menina sentada, conversei com a mãe, fiz a anamnese para colher mais dados sobre a doença atual e perguntei o motivo da internação anterior em outro hospital. Antes de examiná-la, pedi à menina que abrisse a boca para me mostrar as lesões.

No instante em que ela abriu a boca, olhando para o rosto dela, vi aparecer um clarão feito um *flash*, onde, por clarividência, enxerguei uma mesa de madeira, sem pintura, com um copo cheio de água cristalina no seu interior. Deu para perceber, pela energia, que naquela água havia substância química diluída. No segundo instante, enxerguei uma extensa lesão ulcerada no esôfago da menina com grande área de estenose.

A minha reação foi de, rapidamente, perguntar para a mãe o que a menina havia tomado. Assustada respondeu: *como assim?* Repeti a pergunta: *qual substância cáustica ela ingeriu?* Sem pensar, me respondeu que talvez tenha ingerido aquela água, onde sua mãe, a avó da menina, havia diluído soda caústica. Perguntei se havia informado esse fato no outro hospital. Imediatamente, começou a negar e a insistir que não sabia de nada.

A investigação da gastroenterologista confirmou a lesão no esôfago por endoscopia, com grande área de estenose. Na primeira internação, não foi feito o diagnóstico. A verdadeira informação foi negada pela família, sendo medicada na ocasião por estomatite viral, perdendo a oportunidade de se prevenir as complicações, na verdade, eram lesões de queimadura da substância corrosiva que havia ingerido.

Desde o primeiro dia em que a menina chegou à enfermaria sob meus cuidados, a mãe nunca foi colaborativa com o tratamento necessário para amenizar a sequela deixada pelo tratamento não adequado da primeira internação no outro hospital.

A mãe foi acompanhada por equipe multidisciplinar e não se conseguiu comprovar por fatos sua culpa ou a patologia psiquiátrica. Foram várias as internações que se seguiram. Ficava evidente a falta de interesse dela com relação aos cuidados e à dieta da filha. Dentro do hospital, foi vista várias vezes oferecendo refrigerantes e salgadinhos. Na hora da advertência, começava a chorar e alegava que não aguentava ver a filha com vontade de comer o que gostava.

Em cada internação, a princípio, negava-se a autorizar procedimentos, tais como usar sonda nasogástrica para a alimentação ou para autorizar as sessões de dilatação do esôfago, procedimento feito sob sedação e no centro cirúrgico. Sempre que era questionada, ela acabava autorizando.

A menina era alimentada por sonda nasogástrica, mas em casa, a mãe não se esforçava para entender a necessidade do procedimento. Acabava tirando a sonda e tentava alimentá-la com dieta inadequada, que por causa da estenose o alimento ficava acumulado no esôfago, tornando o procedimento de dilatação um insucesso. O quadro foi se agravando cada vez mais. Em cada retorno para as sessões de dilatação, a lesão estava ulcerada e sangrando e a estenose aumentada. Mesmo tendo mobilizado mais familiares para auxiliar nos cuidados com a menina, ficava claro que a mãe era quem exercia o poder sobre a filha.

Havia uma cumplicidade entre a paciente e eu; ela sabia que me preocupava com ela. Demonstrava isso nos poucos momentos de afastamento da mãe. Essa hipótese ficou comprovada, um dia, na saída do trabalho, encontrei a mãe com a menina no colo caminhando em direção da porta principal de saída do hospital. A menina sorriu, abanou a mão com cuidado para a mãe não perceber. Fez um gesto e falando por mímica, disse que a mãe não podia perceber que estávamos conversando.

Em sua última internação, eu estava em férias, a paciente voltou desnutrida, desidratada, deprimida. A conduta necessária para recuperar o estado nutricional foi de realizar uma gastrostomia, já que a sonda nasogástrica não podia ser usada, devido à estenose do esôfago ter-se agravado. A mãe negou a autorização do procedimento. A menina desenvolveu uma infecção que evoluiu para septicemia e dessomou.

Quando voltei das férias, encontrei a mãe no pátio do hospital, visitando amigos e o namorado, sem demonstrar sentimento de luto ou tristeza, mas fazendo questão de ser vista por mim.

A Síndrome de Münchhausen é uma doença psiquiátrica, é uma forma de abuso infantil. O comportamento do cuidador é considerado compulsivo e os atos são intencionais e premeditados.

Nos dois casos apresentados, provavelmente, o motivo das mães terem descompensado e desenvolvido essa patologia pode ter sido a carência afetiva dessas mães e, por esse motivo, buscaram atenção. Ambas tinham passado por recente separação do parceiro.

VIII. Desmaios

Uma criança de 3 anos, loura, olhos azuis, cabelos encaracolados, muito esperta, foi hospitalizada para investigar a causa dos desmaios. Há mais de um mês, os pais vinham acompanhando as crises de desmaios da menina. A história sugeria crises convulsivas. Ela estava aparentemente bem, mas, volta e meia, a encontravam desmaiada, dentro de casa, nos locais nos quais ela costumava brincar. Foi feita toda a investigação neurológica. Na enfermaria, ela interagia muito bem com as outras crianças, sem apresentar indícios das queixas da família.

Na manhã da alta hospitalar, ainda sem diagnóstico, no momento de liberá-la, pela sinalética energética parapsíquica, o *Amparador* inspirou-me a examiná-la e perguntar qual o suco de frutas de sua preferência. Espontaneamente, a menina me respondeu gostar do suco de vinho. Falei então suco de uva. A menina insistiu: *não, o de vinho.*

A mãe, surpresa com a afirmação da filha, repetiu: *é suco de uva, filha.* A menina olhando sério para a mãe disse: *não, mãe, eu gosto do suco de vinho* e acrescentou: *aquele do garrafão guardado lá no armário, no canto, perto da escada.* A mãe se deu conta, então, de que, provavelmente, a menina estava tomando vinho, pensando ser suco, coisa inimaginável para ela.

Após a alta hospitalar, por meio de uma colega que trabalhava na cidade e que a encaminhou para a investigação, fiquei sabendo ter confirmado o fato de a menina se servir de vinho achando ser suco. A mãe relatou fazer suco de vinho na falta de suco de uva. Esta bebida era composta por um pouco de vinho, bastante água e açúcar. Provavelmente, tendo visto a mãe pegar o garrafão para fazer o suco, ela passou a servir-se sozinha enquanto brincava.

É importante estar atento às inspirações do amparo, que, geralmente, são sutis e precisam de atenção constante para não se perder a oportunidade do esclarecimento. Em caso de criança, todo cuidado é pouco para preservar a vida delas.

Na grande maioria dos diagnósticos inspirados, em meu caso, a informação não é direta. É uma metáfora a ser decodificada, esclarecida, entendida e posteriormente confirmada. Geralmente, é um conjunto de fenômenos envolvidos.

IX. Apendicite

Foi hospitalizado na enfermaria sob minha responsabilidade, um bebê com menos de 6 meses de idade e com quadro de gastroenterite aguda. No dia seguinte, tanto na hora de examiná-lo quanto na hora da prescrição, a sinalética energética confirmava a presença de consciex amparadora, dando aporte de energia e intensificando o campo assistencial na hora do exame físico.

Pela piora clínica, desidratado, séptico e com exames laboratoriais alterados, iniciei terapêutica com antibióticos. No segundo dia, com mais 48h de antibiótico endovenoso, o quadro clínico permanecia sem os resultados esperados. Devido à pouca melhora, ao revisar o prontuário do paciente, associei um terceiro antibiótico.

No terceiro dia, com mais de 72h de tratamento, ao revisar o prontuário do menino e a medicação usada, percebi que esse tratamento é usado em pediatria também para bloqueio de apendicite aguda. Refleti sobre a escolha daquele esquema terapêutico, e só nesse momento me dei conta da inspiração do *Amparador*. Refletindo sobre o que aconteceu, percebi, apesar de ter sido esclarecida, intuída a respeito da patologia e do diagnóstico do paciente, não refleti sobre essa informação. Agi instintivamente. Fiquei por alguns instantes reavaliando a conduta tomada. Parapsiquismo é foco, é atenção às parapercepções. Fui examinar o menino novamente e constatei que o campo energético assistencial permanecia intensificado no entorno do berço do paciente.

Ao examiná-lo, exteriorizando muita energia que percebia não ser apenas minha, havia aporte energético intensificando o campo, conectei-me com o amparo de função e, ao examinar seu abdômen, senti em minhas mãos intenso formigamento na ponta dos dedos que pareciam ser direcionados mais para o flanco direito. Tive a sensação dos dedos se alongarem, iluminando o interior da cavidade abdominal, aumentando a visibilidade.

Enxerguei processo infeccioso que deduzi, pela localização, ser apendicite aguda retroperitoneal. O processo infeccioso, pelo aspecto, parecia estar bloqueado, provavelmente, devido ao uso dos antibióticos, iniciados há mais de 72h. Nesse momento, comecei meu processo para a confirmação do diagnóstico.

O cirurgião pediátrico, a princípio, não achou provável o quadro de apendicite aguda, considerando a pouca idade do paciente, e o fato de os sintomas iniciais apresentados não serem habituais a essa patologia. Por clariaudiência, escutei a voz do *Amparador* pedindo para alertar os especialistas a não ficarem presos à idade.

A sugestão era de buscar meios para comprovar o diagnóstico e pensar em todas as patologias, independente da idade dos pacientes e não deixar crianças sem a investigação merecida e segura. Nesses momentos, percebia que a energia do amparo presente reverberava para os profissionais necessários para completar o tratamento.

No momento em que a idade do paciente deixou de ser o mais importante, consegui perceber o toque do *Amparador* esclarecendo sobre a verdadeira patologia e inspirando o tratamento pré-cirúrgico. Aconteceu uma mudança de destino para essa criança. Foi submetido a novos exames. Poucas horas depois foi comprovado o diagnóstico, pela segunda ultrassonografia. Em menos de duas horas, foi realizado o tratamento cirúrgico.

No dia seguinte, após a cirurgia, fui visitar a criança. Estava clinicamente bem e com disposição para se distrair com seu brinquedo preferido.

Muitas vezes o amparador, vendo a preocupação do assistente e a necessidade do assistido, cria condições para o assistido receber o auxílio de que necessita. Nessa interação de amparador/amparando, quando se conquista certo grau de confiança, de intimidade e de parceria de trabalho com resultados positivos, situações são criadas para a assistência acontecer. Em casos de urgência, o amparando age, mesmo que a reflexão aconteça após a atitude tomada. O amparador sempre dá oportunidade para o assistente refletir e adotar uma conduta terapêutica, ou manter a inspirada pelo amparo de função. É nesta interação de confiança que surge a predisposição para os fenômenos parapsíquicos, no caso a heteroscopia, faculdade de ver o interior do corpo humano, a clariaudiência e a clarividência ratificando a conduta anterior, no caso, o tratamento a ser prescrito.

X. Perfume

Em junho de 1998, após 19 anos trabalhando na condição de plantonista, fui para a rotina do hospital, assumindo 15 crianças hospitalizadas em duas enfermarias no quarto andar da Pediatria. Meu horário de trabalho passou a ser de 4h30min diários, de segunda a sexta-feira, mais um plantão de final de semana por mês.

Voltei ao trabalho depois de um final de semana de folga em pleno verão. O calor era insuportável. Tal fato aconteceu no mês de março. Havia um cheiro desagradável e forte pairando nos corredores e nas enfermarias do 4º andar da pediatria, inclusive no elevador. Isso me provocou náuseas e dor de cabeça. Sentei próxima a um ventilador para amenizar o incômodo. Procurei me informar sobre o que estava acontecendo e uma atendente avisou que o mau cheiro provinha de uma determinada mãe de minha enfermaria. Pensei: preciso reagir, o meu mal-estar nesse momento não pode impedir de assistir essa mãe e as crianças da sala.

Alguns minutos depois, respirei fundo e me preparei para iniciar o trabalho do dia. Quando esbocei o movimento em direção ao corredor, percebi o mal-estar se dissipando e o desconforto dando lugar à sensação de bem-estar. Ao mesmo tempo fui tomada por um sentimento de gratidão por estar ali e ter a oportunidade de realizar diariamente esse trabalho.

Percebi, chegando perto da porta da enfermaria, o acoplamento de uma espécie de balão com perfume de flores do campo igual uma máscara, em volta do meu nariz. Nesse instante, percebi a presença do *Amparador* e isso ampliou a compreensão de minha responsabilidade e a extensão da assistência a ser feita.

Imediatamente, imersa nesse perfume, entrei na enfermaria para me certificar do que estava acontecendo. Cheguei perto da mãe indicada que se encontrava acuada, tímida, assustada, envergonhada, junto com seu filho de três anos, hospitalizado há três dias. Convidei-a para sair da enfermaria para conversarmos. Foi se justificando, dizendo ter saído de casa na 6ª feira para consultar o menino e, como foi feito o diagnóstico de pneumonia, não foi possível voltar para casa. Não tinha conseguido entrar em contato com seus familiares, estava sem dinheiro, não tinha telefone em casa e, provavelmente, ninguém da família sabia onde ela estava.

Por seu estado deplorável, por sua fraqueza, há três dias sem dormir, cansada, apresentando dificuldade para falar, desidratada, perguntei se ela havia comido alguma coisa nesse final de semana. Disse-me que não, nesses dias tomou água e para saciar a fome ia até o banheiro e com um copinho plástico, tirava o próprio leite e o ingeria. Em casa, ela tinha um bebê de poucos dias de vida.

Imediatamente, providenciei um café da manhã, roupa no bloco cirúrgico e a encaminhei para tomar banho. Por memorando, consegui autorização para refeições no hospital nos demais dias, até a alta hospitalar do filho.

Continuei com o perfume acoplado ao nariz me acompanhando naquela manhã, durante o atendimento a todos os pacientes, até o final do meu expediente de trabalho. Antes de encerrar o turno, a assistente social retornou da casa dos familiares dessa mãe. O recém-nascido estava bem cuidado pela avó. Somente ao anoitecer, o pai, que estava trabalhando, chegou para visitá-los e passar a noite com o menino, enquanto a mãe foi para casa descansar. Perto do meio-dia, preparei-me para ir embora. No corredor, em frente do elevador, olhei para trás e agradeci o carinho, a assistência do *Amparador.* Quando a porta do elevador abriu, voltei a sentir o mau cheiro que ainda pairava no ar.

Olorização é a percepção de olores de origem extrafísica, desencadeados pela exteriorização de energia densa, a ectoplasmia, produzida pelas células do corpo humano, usada para assistência ou efeito físico. Olorização é a materialização de um perfume ou antisséptico, quase sempre visando uma assistência.

XI. EXEMPLARISMO

Nos 20 anos em que trabalhei em esquema de plantões, tive vivências surpreendentes e inusitadas. O hospital em que trabalhava é um hospital-escola. Lá acontece a formação de doutorandos, residentes em Pediatria e Cirurgia Pediátrica. Durante as horas intermináveis de trabalho, sempre encontrávamos tempo para trocar ideias, e nessas oportunidades, o *Amparador* me inspirava a fazer a tares (tarefa do esclarecimento) para os residentes e doutorandos, que faziam parte do grupo de plantão daquele dia, a respeito de parapsiquismo.

Nessas ocasiões, percebia que a grande maioria dos residentes tinha muito interesse em saber como era minha vida profissional e meu consultório, por observarem que os plantões comigo eram diferentes. Comentavam que, embora trabalhássemos muito, aconteciam muitas intercorrências e algumas situações inusitadas, mas no final tinham a sensação de tranquilidade. Como mágica, a maioria das situações que pareciam impossíveis se resolviam satisfatoriamente. Nos momentos de trégua, conversávamos sobre nossas vidas, nossa profissão, e eles percebiam que alguma coisa diferente acontecia comigo.

Aproveitava o momento para elucidá-los sobre parapsiquismo, sobre cosmoética, multidimensionalidade, sobre assistencialidade, condições que nos permitem ter um amparador de função. Para procurar estarem atentos em todas as interações. A troca de energias, que acontece o tempo todo, nos facilita entender o outro. Ter a sensibilidade para perceber os sentimentos e as necessidades do paciente. Não ter pressa, olhar o outro com os *olhos de olhar (paraolhos) e ouvir com ouvidos de ouvir.*

Durante um atendimento, para se chegar ao diagnóstico, usar nossa intuição, valorizar o que passou como um *flash* em nossa tela mental ou a palavra que veio em nossa mente; examinar as sensações que estão repercutindo na gente, pode ser o que o paciente está sentindo ou o diagnóstico preciso.

A resposta pode vir através de uma palavra ou de um gesto do outro. Como reagir diante de um pedido de socorro não falado, mas percebido. O mais fácil para um médico é receitar um medicamento, quando na grande maioria é de atenção, de ser ouvido que o paciente necessita.

Falava-lhes como acontecia comigo, e os orientava sobre o fato de que quem assiste não está sozinho. O profissional para ter ou merecer um amparador não basta só querer, é preciso colocar-se disponível, estar onde estão os assistidos e ter a intenção de ajudar os outros com Cosmoética, sem esperar nada em troca.

Nessas ocasiões, conversava com eles sobre a necessidade de nos abrirmos para novas realidades. As realidades multidimensionais estão aí para serem descobertas e usadas a nosso favor e em favor da assistência. Esclarecia-os a respeito de que não sabemos ainda trabalhar valorizando nossas parapercepções que, na maioria das vezes, nos são desconhecidas, desvalorizadas ou mal interpretadas. Mas quando descortinadas e entendidas com lucidez, com discernimento e direcionadas para o auxílio na assistência, nos favorecem.

O homem habituou-se a trabalhar somente com seu corpo físico, esquecendo-se de explorar todo o resto que também o compõe, ou seja, os outros veículos de manifestação da consciência. Acessar novas ideias é, em primeiro lugar, abrir-se para compartilhar novas opções, deixar-se conduzir para novas descobertas, novos caminhos. Essa virada, que tanto adiamos, nos modificará, tornando nossa vivência integrada num contexto mais amplo, mais dinâmico, com realidades multidimensionais.

Nos encontros de ex-residentes, até hoje me procuram para agradecer pelas orientações e por ter sido um exemplo para eles em termos de parapsiquismo.

Uma ex-residente relatou-me que, em um plantão, atendeu a uma menina de um ano de idade, desidratada. Quanto mais tentava a reidratação parenteral, mais se agravava o quadro. Lembrando de nossos plantões conjuntos, perguntou-se: *o que a Jô faria nessa situação?*

Lembrou-se, então, de uma conversa em que comentei sobre uma técnica que eu usava, para quando ela se encontrasse em uma situação de gravidade extrema, pensasse no amparador de função e se dirigisse a um local isolado para refletir, mesmo que esse local fosse o banheiro. Nesse momento de reflexão, levasse a sério a primeira ideia que tivesse, pois esta poderia ser a solução que o amparador estava inspirando. E, naquela ocasião, foi realmente só no banheiro que ela conseguiu ficar sozinha.

Naquele local ela relaxou, respirou fundo, evocou o amparador e pediu ajuda. Após pequeno intervalo de tempo, escutou alguém falar: *diabetes*. Assustou-se com essa informação que lhe parecia impossível e absurda, pois a criança tinha apenas um ano de vida. Mas, diante da gravidade do quadro e da falta de resposta terapêutica, e a paciente já com sinais de choque hipovolêmico, chamou o laboratório urgente para novos exames e o diagnóstico de diabetes melitus se confirmou.

XII. Compromisso e Resistência

Desde a infância, as primeiras palavras foram para afirmar que seria médica de crianças. Tinha gravado em minha retina os instrumentos de trabalho do médico que me cuidou por longos anos: estetoscópio, otoscópio, esfingmanômetro, entre outros. Sentia ter intimidade com aqueles aparelhos e a certeza íntima de trabalhar com eles, um dia.

Tinha verdadeira admiração pelo médico, desde o momento em que ele abria a porta para chamar o paciente até sua movimentação delicada e eficiente dentro do consultório, inclusive seu avental branco, impecável. Percebia o quanto ele era importante para as pessoas que buscavam seus conhecimentos e assistência. Por muitos anos, busquei a concretização desse objetivo.

Ao longo do terceiro ano da faculdade, um professor que estava se especializando em Neurologia e Neurocirurgia fora do país, retornou à Universidade Federal de Pelotas. Meu primeiro estágio prático foi com ele. Tal contato serviu de senha para acessar a informação de que parte de minha proéxis seria trabalhando com crianças portadoras de necessidades especiais.

O preparo para essa função teve início quando acompanhei o professor de Neurologia no estágio. Ele tratou de uma adolescente com sequela de meningite por tuberculose. Ela desenvolveu hidrocefalia por obstrução dos ventrículos cerebrais por granuloma, complicação da tuberculose e ficou em estado vegetativo por vários meses. Mesmo após o término do estágio, continuamos, eu e o professor, a acompanhá-la. Hoje entendo terem sido estes os meus primeiros passos em direção ao futuro convívio com crianças portadoras de necessidades especiais no cumprimento da minha proéxis.

Até o 6º ano de Medicina eu estava decidida a me especializar em Neuropediatria. Contudo, convivendo com a doença neurológica de meu irmão que o levou à dessoma tive a inspiração de optar por Pediatria Clínica, cuja abrangência dentro da especialidade seria maior e propiciaria a oportunidade de um atendimento mais integral, inclusive para essas crianças.

Mais tarde, durante os plantões no hospital na área de Pediatria, com muita frequência, era solicitada a atender intercorrências de pacientes com graves sequelas neurológicas. Muitas foram as ocasiões de ter, durante os atendimentos, principalmente na madrugada, quando o silêncio se fazia soberano, pequenos *flashes* de rememoração da programação feita no Curso Intermissivo.

Ao fazer o primeiro estágio, essa área de atuação não parecia ser novidade para mim. Eu me sentia acompanhada pelo *Amparador*, preparada, orientada para exercer aquela atividade rememorada de uma vida anterior e do Curso Intermissivo.

Embora eu houvesse feito especialização na área de Pediatria Clínica, tinha a certeza íntima de que a Neuropediatria fazia parte da minha formação, área de atuação que fazia com prazer. Trabalhando no hospital, durante muitos anos de plantonista e tendo afinidade com os pacientes portadores de necessidades especiais, fui me capacitando para bem desempenhar a tarefa que estava por vir e chegar ao foco programado da minha proéxis.

Numa ocasião, participando do Congresso de Medicina na área de Saúde Mental, nasceu em nossa família uma criança com Síndrome de Down. Na volta, no momento em que a tive pela primeira vez em meus braços, uma gigantesca onda de energia me envolveu despindo-me de toda resistência em assumir essa parte da minha proéxis. Daquele momento em diante, um apaziguamento de sentimentos tomou conta de mim e toda a oposição e dificuldade se dissiparam.

O *Amparador* ficara esperando, de maneira fraterna, compreensiva, incansável e sem cobranças, por esse momento de decisão e de entrega ao foco da tarefa programada, para ser realizada com pacientes portadores de necessidades especiais daquele hospital.

XIII. Alinhamento de Proéxis

Em março de 2000, no dia do meu aniversário, trabalhando no 4º andar do hospital, com temperatura que beirava os 40ºC, em momento de reflexão, deixei meus pensamentos escaparem daquele calor insuportável e desejei, por instantes, estar à beira-mar. O *Amparador* aproximou-se e lembrou de não termos ainda iniciado a nossa grande tarefa. Assustada, perguntei: *que tarefa?* Fechei os olhos e, como se estivesse visualizando um filme, passaram em minha tela mental 15 crianças especiais, neurovegetativas, em fase final de suas vidas. Passaram também alguns de seus familiares, de difícil relacionamento com a equipe médico-hospitalar.

Com esta visão perguntei: o que eu preciso fazer? Respondeu-me: *vamos acompanhá-los no período final de suas vidas e iniciar uma grande tarefa de esclarecimento junto a seus familiares.* Fiquei imaginando como isso se daria, pois, com alguns pais, o relacionamento com a equipe de profissionais não era ameno. Prometeu avisar-me antes de cada evento, e que me acompanharia em todos eles.

Paralisei sob o impacto dessa informação. A ideia da morte ainda é um tabu para a grande maioria das pessoas. Resistimos e não nos preparamos para o descarte do corpo físico, e isso era especialmente doloroso para aquelas mães que conviviam e sofriam com seus filhos no colo, ainda que algumas crianças nunca lhes tivessem dado uma resposta cognitiva.

Lentamente, depois de refletir e tentar entender a informação, mais calma, consegui perceber que essas crianças estavam no final de suas vidas, no ponto máximo de seu sofrimento físico-emocional, com dores, algumas com fraturas espontâneas, crises convulsivas não controladas e com infecções cada vez mais prolongadas. Os antibióticos não mais respondiam ao tratamento.

O que se passou nos dois anos seguintes trouxe importantes esclarecimentos relacionados a cada criança e sua mãe. Trouxe a compreensão da relação estabelecida entre eles. Algumas mães sentiam-se culpadas por terem gerado um filho com problemas. Outras eram superprotetoras. Havia outras ainda que não aceitavam a dessoma da criança para não perderem o benefício financeiro recebido para auxiliar no tratamento e do qual a família inteira tirava proveito. O *Amparador* me orientou a esclarecê-las no momento certo e de modo individual, conforme a necessidade de cada paciente e de seu familiar.

Aquelas 15 crianças viviam em estado vegetativo, com sequelas graves por vários motivos, a saber: anóxia neonatal, tumor cerebral, meningite, afogamento, atropelamento, hidrocefalia e infecções congênitas.

Durante o tempo em que essa história se desenvolveu, eu me habituei a interagir com os pacientes durante as reinternações na enfermaria sob minha responsabilidade. Ao chegar pela manhã, com as crianças dormindo e as mães cansadas, cochilando, aproveitava o momento em que os examinava para trabalhar com a exteriorização de energias, assisti-los e promover o desassédio.

No caso destes pacientes, devido às patologias com comprometimento neuropsicomotor grave, a maioria não tinha lucidez fora do corpo. Com alguns, comunicava-me transmentalmente. Com outros, havia a necessidade de tom de voz mais alto, enfático e pausado. Nessas comunicações, trabalhava as energias e descoincidia para melhor interagir.

Pelas poucas informações que conseguia naquelas conversas, deduzia os motivos de cada um para estar restringido e preso naquele corpo. Na grande maioria dos casos, essa condição envolvia um grande aprendizado e algum entendimento junto a seus familiares.

Compreendi, ser situação de reconciliação, perdão e possibilidade de reciclagens para ambos. A convivência com eles, a afinidade e a empatia mútuas estabelecidas durante anos em suas reinternações, confirmaram não ser apenas coincidência os nossos encontros. Tinha a convicção de que a tarefa de acompanhar essas crianças e seus familiares fazia parte da minha programação de vida e me sentia comprometida com eles.

Ao serem reinternadas, nem sempre essas crianças eram atendidas por mim. Contudo, quando vinham em sua última internação, invariavelmente, ficavam em minha enfermaria que era meu local de poder onde o campo assistencial estava formado e a energia ali existente era facilitadora para cada dessoma.

A título de exemplo, descrevo alguns esclarecimentos prestados aos familiares de alguns desses pacientes.

A menina "V" era filha de mãe jovem, rebelde e solteira. Mais ou menos com um ano de idade, em dia quente de verão, sua mãe a colocou sentada numa pequena piscina plástica redonda, na sombra de uma árvore no pátio da casa da avó materna, onde moravam.

Enquanto "V." se divertia com a água da piscina, a mãe, por sua vez, aproveitou o momento para fazer uso de drogas. Esqueceu-se da filha não sabe por quanto tempo. Quando alguém se deu conta, "V." estava caída, desmaiada, com o rosto na água.

Foi levada para o hospital já com sequela de afogamento. Por alguns anos, mãe e avó materna cobravam do hospital e dos funcionários os melhores cuidados para a criança. Ambas foram acompanhadas por uma equipe multidisciplinar e sempre negaram a sua responsabilidade pelo fato de a menina estar com aquelas sequelas. Durante três anos, a cada crise convulsiva, infecção ou crise de asma que "V." apresentava, elas responsabilizavam o hospital.

Numa projeção, o *Amparador* orientou sobre como esclarecer a mãe, especialmente. Na manhã seguinte, a menina foi avaliada por uma equipe de médicos: cirurgião em pediatria, gastroenterologista, neurologista, para encontrarmos a melhor maneira de alimentá-la, já que a sonda nasogástrica estava sendo um problema e causa de pneumonias de repetição.

A melhor conduta naquele momento seria realizar uma gastrostomia. A mãe, ao ser informada sobre o procedimento, negou a autorização. Diante da negativa, saí da enfermaria, voltei para o posto de enfermagem seguida por ela, aos gritos, agressiva, desequilibrada, culpando-me por tudo que estava acontecendo com a filha.

Naquele instante, posicionei-me e deixei claro que a única responsável pelo estado da "V." era ela mesma. Na tarde do acidente com a menina ela era a única pessoa junto da filha e, de maneira irresponsável, usara drogas. De repente, a mãe parou de gritar, seu corpo saltou para trás, igual tivesse levado um choque e, assustada, ficou olhando perplexa. Permaneceu imobilizada por alguns instantes, como que para introjetar o que ouviu. Em silêncio, voltou para a enfermaria e ficou junto com sua filha, refletindo.

Durante aquela tarde, pediu licença para se afastar do hospital. Foi para casa. Uma tia ficou com "V.". No dia seguinte, sábado, no início do plantão, encontrei a menina em tenda com oxigênio, numa crise grave de dispneia. No plantão daquela manhã, a menina entrou em insuficiência respiratória. Transferi-a, para a UTI onde foi para ventilação mecânica. No final da manhã, meu colega intensivista avisou da não resposta das manobras de reanimação.

Voltei para a UTI com o intuito de me despedir dela. Chegando perto do corpo, percebi pela energia que ainda estava presente. Segurando-lhe a mão, desejei-lhe boa sorte na próxima intermissão, que aproveitasse todas as oportunidades para melhor se preparar para a próxima ressoma, que não levasse mágoa de ninguém e que perdoasse a imaturidade da mãe.

Ao soltar sua mão, uma brisa gelada levantou-se em direção à janela. As duas funcionárias que estavam perto sobressaltaram-se e comentaram: *só com a senhora isso acontece. O que foi isso?* Respondi-lhes: *a "V." indo embora.*

Quando passamos por um choque emocional, a tendência é não internalizarmos o fato como uma verdade. Por muitos anos, a mãe da "V." viveu com uma culpa disfarçada e transferida para outras pessoas. Quando chega o momento do esclarecimento, este deve ser de maneira contundente para que a verdade seja assimilada e, só depois disso, trabalhada até ser entendida. Nessa aceitação, a mãe a libertou, a deixou livre para que acontecesse o melhor para a filha.

Num outro caso, quando conheci "L.", ele tinha mais ou menos 4 anos de idade. Havia passado recentemente por uma cirurgia de tumor cerebral de fossa posterior e ficado com graves sequelas. O quadro, com o tempo, foi se agravando, evoluindo para o estado vegetativo.

"L." tinha duas irmãs menores e o pai os abandonou. Ele procurou não ter emprego fixo para não ter de pagar pensão. A mãe cuidou sozinha dos três filhos. Nas internações do menino, a mãe passou a acompanhá-lo cada vez menos.

Em uma das internações, informou sobre a necessidade de ter de trabalhar para sustentar a família. Não tinha parentes com quem pudesse contar. Talvez por isso as hospitalizações eram recorrentes e percebia-se que o menino, dentro de suas restrições cognitivas, reagia positivamente ao reconhecer o ambiente da enfermaria.

Apesar de sua condição neurológica, com importante retardo neuropsicomotor, nas nossas conversas dava para perceber um resquício de cognição pela resposta que, às vezes, procurava dar e que não passava de uma tentativa de direcionar o olhar ou uma simples lágrima escorrendo. As funcionárias da enfermaria percebiam o esforço que ele fazia para se comunicar.

Ele, dentre as 15 crianças mostradas pelo *Amparador,* foi com quem mais me comunicava fora do corpo.

Sua última internação foi prolongada, ele passou mais de 40 dias com febre de até 40° C, considerada febre de origem neurológica por não ter sido encontrado foco infeccioso e pela grave lesão cerebral, sequela do tumor. Certa manhã, quando me arrumava para trabalhar, na frente do espelho, a imagem do *Amparador* se projetou e comunicou ter chegado a hora de fazer o esclarecimento para a mãe desse paciente. Informou também quantos dias de vida ele ainda teria.

Na mesma manhã, com a ajuda do serviço social, a mãe compareceu ao hospital. Antes mesmo de visitar o filho procurou-me com pressa e, de maneira agressiva, perguntou o que eu queria com ela. Convidei-a para sentar-se ao meu lado e perguntei se tinha ido até a enfermaria visitar o filho e se havia percebido que clinicamente ele estava piorando, com febre diária e com sinais vitais cada vez mais instáveis. Quase num grito, perguntou o que eu queria que ela fizesse com ele. Num impulso, como se aquilo não tivesse partido de mim, respondi: *até para morrer a gente precisa de ajuda.*

Ela reagiu num susto, levantou-se e foi ver o filho na enfermaria. Por uns 10 dias, todas as manhãs, às 6 horas deixava as filhas de cinco e três anos dormindo trancadas no apartamento e ia até o hospital, cuidava do filho, dava banho, passava gel no cabelo, enfeitava o berço com brinquedos e ficava um tempo com ele no colo.

Em um plantão de final de semana, pouco tempo após tê-lo examinado e conversado telepaticamente com ele, a enfermeira avisou que, repentinamente, entrou em insuficiência respiratória. Levamos o paciente para a UTI e ele foi para o respirador. Permaneceu bradicárdico e, umas três horas depois, fez parada cardiorrespiratória que não reverteu. O colega da UTI avisou e, assim que foi possível, fui despedir dele.

Um pouco antes de ir até a UTI, comecei a ter uma sensação de falta de ar, de abafamento, sensação de sufocar e, apesar de ser um dia frio, liguei o ventilador. Mais tarde, à medida que ia aproximando da UTI, a sensação de asfixia aumentava. Pela energia, percebi, ser essa a sensação do "L.". Fui rápido até onde ele se encontrava. Seu corpo já estava pronto para ser levado para a capela, fechado dentro de uma bolsa de plástico com zíper. Num movimento brusco, abri o zíper e a minha falta de ar desapareceu imediatamente. Uma aragem refrescante levantou do corpo do menino, assustando as funcionárias que estavam por perto, esperando para levá-lo à capela.

Somente agora, ao reescrever a 3ª versão deste livro, estou conseguindo contar a história de algumas dessas crianças. Percebo detalhes da personalidade delas. Durante a escrita, pela evocação, sentia a presença de algumas delas. Hoje, no final da história do "L.", identifiquei nitidamente a energia dessa consciência perto de mim, como se, finalmente, nossa história estivesse sendo encerrada, e ao mesmo tempo, agradecendo por ter dado oportunidade a sua mãe de se despedir e se reconciliar com ele; assim, ela, sem culpa ou remorso, está conseguindo cuidar com tranquilidade de suas irmãs.

Outra criança, "J.", ficou com sequela após meningite bacteriana. Era um menino com 5 ou 6 anos de idade quando teve a doença. Sua mãe, sempre presente nas internações, não ajudava nos cuidados dele, mas exigia essa tarefa das funcionárias. O menino conseguiu benefícios do governo e a mãe, por essa razão, deixou de trabalhar. O filho passou a ser o seu emprego.

Em certa manhã, após hospitalização prolongada, o *Amparador* mostrou que a mãe estava cansada e que deveria sugerir a ela ir para casa e descansar. Antes, porém, que perguntasse de quem o "J." estaria com saudades.

No hospital, durante o exame físico do paciente, conversando com a mãe, procurei saber quem a ajudava cuidar do menino e de quem ele mais gostava. Ela, imediatamente respondeu da irmã.

Combinei de encaminhar a irmã ao hospital para acompanhar o menino, enquanto ela descansava. Falou-me que não podia porque a menina era menor de idade e o hospital não autorizaria a sua presença na qualidade de acompanhante. Imediatamente, prontifiquei-me a providenciar a autorização. O pai do menino trouxe a filha para o hospital e levou a mãe para casa.

Enquanto isso, transferi os pacientes da enfermaria menor e a transformamos numa sala equipada com aparelhos de UTI. O menino tinha amanhecido em mau estado geral, sinais vitais alterados e em insuficiência respiratória.

Quando a irmã chegou, foi um encontro que sensibilizou a equipe de profissionais. A menina nos contou que era ela, desde a meningite do irmão, a única pessoa a cuidar dele em casa, apesar de seus 13 anos de idade na época. Por isso, a mãe a tirou do colégio, não tinha amigos e não saía de casa.

Pedi para ela ficar sentada ao lado do irmão, segurar sua mão, conversar com ele. Que falasse sobre tudo, do quanto foi bom ficar com ele, cuidá-lo, e também de outros sentimentos que ela tivesse por ele, por ter passado aqueles anos sendo sua cuidadora, deixando de estudar e de ter amigos.

A dessoma aconteceu perto das 18 horas. De manhã, quando voltei para trabalhar, encontrei o pai do menino no pátio do hospital me esperando com o atestado de óbito na mão. Disse estar esperando para agradecer e dizer que havia entendido o que eu fizera.

Outra paciente do hospital, "M.", desde recém-nascida, apresentava sequela de infecção congênita por toxoplasmose (microcefalia, acompanhada de neuropatia grave). Sua mãe cuidava muito bem dela. Raramente teve lesões de pele por falta de cuidados, estava sempre bem arrumada, perfumada. Essa mãe tinha mais duas filhas que, praticamente, ficaram aos cuidados do pai e de outros familiares.

Por ser de uma cidade do interior, ela passava a maior parte do tempo com a filha no hospital. O pai conseguia acompanhá-la muito pouco. Essa mãe sentia-se culpada por ter passado a infecção para a filha. Perto dos 8 anos de idade, a menina foi hospitalizada por uma infecção grave. Como combinado, mais uma vez o A*mparador* orientou sobre como esclarecer a mãe de modo que ela se isentasse dessa culpa. A mãe também não sabia que tinha toxoplasmose antes de engravidar. Seu diagnóstico só foi feito no final da gestação.

Ela era uma pessoa extremamente religiosa. Passava muito tempo rezando e acreditava que a filha melhoraria. Não aceitava a possibilidade da menina não caminhar ou falar.

O *Amparador* orientou-me a esclarecê-la, pensando no melhor para a menina, na possibilidade de deixá-la livre, de libertá-la de seu sentimento de apego, de pensar mais no sofrimento da filha naquela condição. Dar à menina a possibilidade de ser realmente feliz, de poder ter outra oportunidade de vida com qualidade, sem limitações. Esclareci de que esta não era sua *primeira vida,* que a consciência continuaria viva e que teria outras tantas vidas, assim continuando sua evolução.

De início, a mãe mostrou-se resistente, mas, com o passar dos dias, foi pedindo para conversarmos mais sobre o significado de *que acontecesse o melhor para a filha.* Levou uns três dias até entender e aceitar. Pela primeira vez, deixou um familiar junto com a filha e pediu-me para ir em casa por estar com saudades das outras duas meninas. Na mesma noite, a "M." dessomou.

Posteriormente, tive notícias dessa mãe. Ela mandou dizer que estava bem. Dedicou-se a suas duas filhas, engravidou e teve outra menina.

Por mais esclarecimento, mais impacto que a consciência sofra, a grande maioria repete a experiência, correndo o mesmo risco de gerar um filho com sequelas dessa patologia, no caso por Toxoplasmose. Tares, mesmo com parapsiquismo, tem limitação.

Desapego não é desafeição. Prender, retardar a dessoma por apego ou por dependência energética em detrimento da qualidade de vida é egoísmo. Em casos assim, a grande prova de amor pode ser auxiliar a pessoa amada a seguir em frente, sozinha.

Lembrar que na evolução grupal ninguém perde ninguém. Procurar ter pensamentos traforistas para ajudar o dessomante no momento crítico da transição. Ter gratidão pelo convívio e aprendizado no tempo que ficaram juntos. A falsa melhora da pré-dessoma é o momento em que o familiar consegue relaxar e se afastar. No íntimo, está permitindo que aconteça o melhor. Nesses momentos, percebia que as famílias geralmente choram a perda, vivenciam o luto, mas sem sentimento de culpa ou desequilíbrio emocional.

Outra criança, "E.", menina saudável, feliz, em uma visita a seu avô no interior, brincando no pátio com os bichinhos, correndo atrás de um deles, caiu em um poço abandonado, tapado por pedaços de madeira podre. Chegou ao hospital com sequela grave de afogamento. Sobreviveu por cerca de 3 anos.

Em parceria com o serviço social de sua cidade foi montado, em um cômodo da casa, uma enfermaria bem equipada com cilindro de oxigênio e aspirador, necessários no cuidado com a traqueostomia. Uma agente de saúde visitava a criança diariamente para supervisionar os cuidados, e um fisioterapeuta era responsável pelo atendimento à paciente devido ao respirador.

Na sua última internação, por falta de vaga no hospital em que trabalhava, a família hospitalizou a menina numa cidade vizinha, onde dessomou.

As funcionárias de meu setor de trabalho falaram que certa mãe estava me procurando fora do horário de trabalho no hospital, há mais ou menos uma semana. Estava ansiosa e precisava conversar comigo. Até que conseguimos nos falar. Ela, por telefone, se identificou dizendo ser a mãe da "E.", e que não entendia o que estava acontecendo. Há alguns dias a menina apresentava-se com aparência de menina normal, inteligente e, insistentemente, pedia para ela me procurar e avisar de sua dessoma. A mãe não entendia porque isso era tão importante para a filha.

Esse caso mostra o quanto devemos desmistificar e desassombrar a ideia de que podemos conversar com um ente querido que acabou de dessomar. Essa mãe, apesar de ter recém-enterrado o corpo da filha, entendeu que a menina continuava viva, aparentando 5 anos de idade, saudável, feliz, mas em outra dimensão, além da física.

Parte 3. Outras inspirações dos amparadores

I. Menino para Cuidar

Quando ainda criança ainda fiz a escolha de não ter um casamento convencional e ter filhos. Naquela época, as meninas eram preparadas e estimuladas a confeccionar desde cedo o enxoval para o casamento. Isso não me atraía, apesar de, no internato, terem ensinado a costurar e a bordar. Aproveitei os ensinamentos para, junto com minha mãe, confeccionar roupas para meus irmãos e para a casa.

Desde a época em que me dei conta de uma gravidez de minha mãe, tive a certeza de que passar por essa condição não fazia parte da minha programação de vida.

Preocupada com os questionamentos de minha mãe sobre eu não desejar ter minha própria família no futuro e de ficar sozinha, o *Amparador* adiantou, para tranquilizá-la, que eu conheceria um homem que me daria um menino para eu cuidar e orientar.

Anos mais tarde, conheci esse menino com 8 meses de idade, e nossa afinidade e empatia foram fortes desde o primeiro olhar. Percebi ter sido aquele encontro marcado e programado com antecedência.

O pai do menino, com quem eu tinha iniciado um relacionamento há pouco tempo, tinha uma filha de 3 anos de idade do seu primeiro casamento, com quem eu tinha uma excelente convivência de afeto e respeito. O menino era filho de seu segundo relacionamento após a separação. Por intuição, compreendi e deixei registrado no livro que estava lendo na época, que o nosso relacionamento seria de aproximadamente 5 anos, tempo suficiente para consolidar minha relação com essas duas crianças.

Depois de ter conhecido o menino, ele e a irmã passaram a frequentar minha casa em dias separados, porque ainda não tinham sido apresentados. Eram filhos de mães diferentes. Até que um dia, a menina me pediu um irmão, passando a mão em minha barriga. Percebi ter chegado a hora de começar a falar com ela sobre o fato. Contei-lhe do irmão, que era bonito, grandão, simpático e muito sorridente.

Surpresa, perguntou-me se aquela tampa de mamadeira que havia encontrado entre os brinquedos em minha casa era dele. Combinamos que o dia dos pais seria a data certa para conhecer o irmão.

Naquele domingo, fui almoçar com o meu pai em Canoas. Perguntou-me sobre as crianças, pois meus pais já os consideravam netos. Minha mãe tinha especial atenção por ambos. A menina gostava muito de frutas e ela procurava colher potes de framboesa, morangos, nozes, entre outras frutas para presenteá-la.

Lembrei-me de telefonar para saber como tinha sido o encontro dos dois irmãos. Descobri então que o pai das crianças havia decidido almoçar com um filho de cada vez. Imediatamente, fui até a casa da avó paterna, onde haviam combinado passar o domingo a fim de promover o encontro dos irmãos. Enquanto o pai das crianças foi buscar novamente o menino, fiquei em companhia da irmã preparando o encontro.

Quando chegaram, o menino, que nessa época estava começando a dar os primeiros passos, estava com um ano de idade, subiu a escada até o primeiro andar engatinhando, estimulado pelos gritos de felicidade da irmã, com três anos de idade, que o aguardava ansiosa.

Os dois, rindo muito, abraçaram-se, beijaram-se e por momentos paravam para olhar um no olho do outro. A irmã o tocava e o abraçava com força, para ter a certeza de que ele era real. Abraçados, entre falas e risos, rolaram no corredor do edifício, chamando a atenção dos vizinhos que não demoraram a formar uma plateia emocionada a assistir o encontro. Foi um dia intenso para eles. Mais tarde os levamos para brincar no parque, onde, nos brinquedos, estavam a maior parte do tempo abraçados, rindo ou de mãos dadas, um oferecendo água para o outro, como que para fazer o tempo parar.

Desde esse dia, tive a responsabilidade e a preocupação de otimizar a aproximação entre eles, o que continuou mesmo após minha separação do pai deles. Muitos foram os encontros a três para cinemas, teatros, parques e jantares. Entre as brincadeiras, sempre conseguiam um botão de rosa para me presentear. Uma vez, convenceram um saxofonista, que estava trabalhando, a chegar até nossa mesa e tocar, o *parabéns a você* em meu aniversário.

Quando as pessoas se referiam a eles como sendo *meus filhos* nos olhávamos com cumplicidade e, por decisão deles, não esclarecíamos o equívoco. Eles se consideravam meus filhos do coração.

Em um final de semana, quando o menino tinha aproximadamente 4 anos de idade, fui ao cinema no domingo à tarde. De repente, no meio do filme, em uma cena em que o protagonista conversava com um menino no banco de uma praça, tive a intuição de que o menino estava com vontade de comer comida salgada e quente.

Saí, imediatamente, no meio do filme e fui para casa. Assei uma carne do tipo que ele gostava e fui visitá-lo na casa de sua mãe. Fiquei sabendo que estavam sem gás em casa. Durante a refeição, comendo com prazer e com o suco da carne saindo pelos cantos da boca, com uma das mãos entrelaçada na minha, comentou: *viu, mãe, quando eu penso na Dô*, como me chamava, *ela sabe.*

II. Falando de Proéxis

Desde muito pequena, tenho comigo a noção de ter nascido para realizar uma tarefa específica, já programada e rememorada em pequenas pinceladas, pelas inspirações do *Amparador,* que tem atuado na condição de parceiro de minha proéxis e, no entrelaçamento de nossas programações de vida, na condição de consciex, à medida que cumpro a minha, ele termina de realizar seu trabalho.

Sua presença, inspirando-me e orientando, enriqueceu minha existência e de todo o meu grupocarma. Ao estudar Medicina, as inspirações de assistência, dadas por ele, direcionaram para a realização da programação existencial, sendo esta profissão minha ferramenta assistencial.

Eu me considero pessoa privilegiada. No local onde nasci, não havia luz elétrica na época, nem rádio, telefone, transporte ou água encanada. Mesmo assim, consegui acessar, ter um vislumbre de minha proéxis, na singularidade daquele local, assistida pelo *Amparador.*

Na minha infância, cada vez que íamos ao consultório de um médico ou ao hospital, minha atenção era despertada para esse ambiente fascinante e sabia que viria a fazer parte de minha vida no futuro.

O *Amparador* dava constantes pinceladas rememorativas sobre o Curso Intermissivo. Perguntava se lembrava do curso que fizemos juntos e do trabalho a realizarmos, do combinado de emprestar minhas mãos para trabalharmos, pois havia escolhido acompanhar-me na vida profissional e na realização da programação de vida. Intimamente, sabia que o caminho de minha evolução estava delineado conforme o *Amparador* mostrava, e dessa forma, aos poucos, fui acessando a proéxis.

Na volta de um curso, logo após ter conhecido a Conscienciologia, dirigindo o carro de Canoas para Porto Alegre, minha irmã perguntou-me se já havia entendido o porquê da sequela de poliomielite.

A resposta foi rapidamente intuída pois não havia questionado a respeito. A hipótese mais provável seria para não desviar da programação de vida. Na Conscienciologia, isso se chama seguro proéxis. É um tipo de senha para que a pessoa não se desvie do que foi programado antes do nascimento. Esta é a hipótese que, em meu caso, sinto intimamente ser a mais provável, a que sempre fez sentido. Entre outras possibilidades, pode ter sido acidente de percurso, assédio para comprometer a proéxis, ou até uma vacina contra uma tendência de me desviar do foco dos estudos e, com isso, comprometer o programado.

Pode acontecer de não acessarmos a proéxis, mas podemos ter a sensação íntima de ter algo a realizar, uma tarefa a ser cumprida, espécie de projeto de vida ou uma tarefa essencial. Essa convicção dita a direção, o caminho a ser buscado ao longo da existência. Pode-se não lembrar, mas agimos conforme a programação da qual nos impregnamos durante o Curso Intermissivo. Quando não o fazemos, há em nós um vazio que só se dissipa quando se entra no rumo da proéxis.

A auto-organização da vida intrafísica favorece o cumprimento dessa programação. O objetivo da proéxis é dinamizar a autoevolução lúcida, qualificar a tarefa do esclarecimento e atuar na assistência policármica, ou seja, vivenciar a maxifraternidade cósmica.

Quando criança, ouvindo os adultos falarem sobre suas vidas, lembro-me de reclamarem e se queixarem da falta de objetivo, de sentido da vida, de não terem mais prazer e alegria de viver e se perguntarem por que e para que viviam. Embora tivessem conquistado bens materiais, saúde, família, não estavam satisfeitos e não encontravam sentido no que faziam. Hoje sei que isso é vivenciar o vazio existencial. Esse sentimento de insatisfação é motivado, provavelmente, pelo desvio da programação de vida.

Para acessar a programação de vida feita no Curso Intermissivo, tem-se de ter um mínimo de auto-organização e parapsiquismo. Estamos na vida intrafísica para reciclar defeitos, traços imaturos (trafares), para utilizar nosso potencial através de nossos traços fortes (trafores), e esses atributos nos permitem trabalhar em prol da assistência. Trafor é o traço-força da personalidade, componente positivo que impulsiona a evolução. A proéxis requer mudanças de posturas pessoais, renovação de traços-fardos (trafares), traços estes que dificultam a evolução, e por isso, se fazem necessárias as reciclagens, as mudanças intraconscienciais.

Embora a maior beneficiada com a proéxis seja sempre a conscin a realizá-la, ela é voltada para o bem da coletividade. Não se evolui sozinho. Segundo o pesquisador e professor Waldo Vieira (1932-2015) em seu livro Manual da Proéxis (1997): a *proéxis* é o conjunto de responsabilidades e funções a serem realizadas, e nunca é maior do que o fôlego da pessoa.

Toda proéxis implica em autossuperação. Para assistir às consciências, precisamos nos capacitar. Ao perceber as dificuldades dos outros, podemos influenciar positivamente e, assim, evoluir.

Para assistir precisamos desenvolver nossas habilidades. Os amparadores esperam isso de nós. Nossa responsabilidade é assumir essa assistência. Tal assistência acelera a evolução humana. O conteúdo da proéxis abrange metas e meios para a sua realização. As necessidades evolutivas da pessoa definem as metas. Os meios reportam-se à família, cidade ou lugar onde a pessoa nasceu, escola, trabalho, enfim, ao ambiente no qual a pessoa vive, facilitando ou dificultando a execução da proéxis.

No Curso Intermissivo, de preparação e capacitação, realizado no extrafísico, entre uma vida e outra do indivíduo, as condições são otimizadas e facilitam nosso aprendizado. Isto acontece depois de determinado nível evolutivo, no qual se tem visão de conjunto maior e mais informação a respeito das futuras tarefas a realizar no intrafísico.

O objetivo desse curso é preparar as consciências e possibilitar bom aproveitamento no cumprimento da programação existencial. Algumas consciências programam a próxima existência juntamente com a equipe do seu orientador evolutivo. Nessa ocasião, são planejados aspectos importantes, tais como o local onde a consciência vai nascer, a família, nível socioeconômico-cultural, profissão e trabalhos assistenciais e de esclarecimento a serem executados. Para a execução é bom não idealizar as condições favoráveis existentes na dimensão extrafísica, pois o ambiente intrafísico, onde se vive, pode não ser facilitador.

O ideal é ter o referencial aqui no intrafísico, ou seja, manter os pés no chão no meio onde se está atuando. Com a aquisição de um novo corpo físico, a consciência sofre um restringimento das potencialidades, capacidades, memória e lucidez multidimensional. Consequentemente, ocorre um bloqueio da lembrança sobre o conteúdo da proéxis, cabendo ao interessado identificá-la e realizá-la. A não rememoração da programação assumida pode acontecer pela falta de parapsiquismo. A pessoa corre o risco de passar a vida toda esquecida do seu compromisso vital.

Quando se está alinhado à proéxis, os amparadores vão mostrando os próximos passos e ajudam a rememorar as tarefas programadas à medida que são executadas com êxito.

Na volta da excursão à China em 2005, estava ainda me recuperando da viagem e refletindo sobre os fenômenos parapsíquicos vivenciados, compartilhados com alguns colegas da excursão. Lembrando os comentários e o pedido para escrever aquelas vivências, fiquei pensando que valor teria para as outras pessoas. Escrever poderia ser mais um monte de "abobrinhas" no mercado e não seria cosmoético fazer com que as pessoas perdessem tempo e oportunidade de ler algo mais esclarecedor.

Tive então uma projeção em que o *Amparador* sugeriu buscar informações, e no CEAEC teria um curso de campo onde o epicon, epicentro consciencial, falaria uns 5 min com cada aluno e me esclareceria o quanto de "abobrinha" teria no livro.

No dia seguinte, telefonei para o CEAEC e a recepcionista informou não saber desse curso. Combinei que ligaria de novo após alguns dias, dando tempo para se informar e comentei com ela: o *Amparador* não me daria esta informação se o curso não existisse.

Quatro dias após, tive a resposta: o curso era da OIC e o nome, Imersão Projecioterápica, de autoria do professor e epicon Mário Oliveira.

No dia 16/12/2005 teve início o curso de imersão de três dias em hotel. Durante o curso, fui atendida no início do primeiro campo. Perguntei como qualificar a proéxis e como ajudar meu grupocarma.

O epicon, epicentro consciencial, respondeu que eu sou uma consciência que faz assistência e de qualidade, porém com potencial para assistir mais. Sugeriu que não pensasse pequeno, fizesse meu trabalho e o grupocarma ficaria bem. Enfatizou que é frustrante chegar lá, na outra dimensão após a dessoma, fazer o inventário do que estava programado e ver que realizou 10, 20, 50% do que deveria fazer. Comentou: *não deixe isso acontecer. Você tem assistência e potencial para assistir mais, está preparada para uma tarefa maior, você tem conhecimento e cultura para assistir a humanidade.*

À medida que ia falando, parecia não estar falando a meu respeito. Lamentei, pensenicamente, por não me reconhecer nesta condição e lembrei de não ter conseguido, ainda, dominar a língua inglesa.

Por uns momentos, ficou em silêncio, pensei ter desistido de falar, quando com voz calma, mas incisiva perguntou: *e o livro você vai deixar para a próxima vida?* Quase num grito, respondi que não.

III. Encontro com o IIPC

Vivenciando seguidamente fenômenos parapsíquicos, passei a sentir necessidade, obrigação até, de buscar esclarecimento sobre o significado de tais fenômenos, e como usá-los de maneira mais assertiva, já que beneficiavam a mim e aos meus pacientes. Eu precisava ter controle e entendimento sobre eles para usá-los com discernimento, da forma mais lúcida, adequada, assistencial e cosmoética.

Quando nos colocamos disponíveis para assistir, esclarecer, e dispostos a nos reciclar, o amparo nos ajuda a encontrar o caminho. Depois de muitos anos trabalhando na companhia do *Amparador*, os fenômenos passaram a acontecer com mais frequência e maior repercussão, fugindo do meu controle. Com a intenção de entender mais e ter o domínio a respeito de tais fatos, comecei a procurar onde poderia obter essas informações, conhecimento e compreensão a respeito dos fenômenos para aprofundar a autopesquisa.

Numa projeção lúcida, em 1994, o *Amparador* mostrou o local a ser procurado para estudar e buscar entender sobre parapsiquismo. Não identifiquei o lugar mostrado na projeção. Pareceu-me ser diferente de centro espírita, lembrava um local de estudos com muitos livros. Eu não tinha conhecimento de lugares ou escola semelhante para estudar sobre fenômenos parapsíquicos.

Uns dias após, ainda preocupada com o endereço não identificado, fui dormir pensando no *Amparador* e mentalmente desejando acessar o local onde poderia estudar sobre os fenômenos vivenciados por mim e poder esclarecer melhor. Em nova projeção, disse-me para procurar uma colega, que eu achava estranha, que daria a informação desejada e também o endereço. Após alguns dias de reflexão, para tentar identificar quem poderia ser, cheguei a uma possível colega. Quando fui falar com ela, disse-me que, provavelmente, não seria o lugar que ela frequentava, pois eu não me interessaria por tais assuntos.

Algum tempo depois, sem identificar ainda quem poderia ser a amiga com a informação, em nova projeção, o *Amparador* indicou o endereço de maneira mais precisa. Mostrou uma sala de aula cheia de alunos, que mais tarde identifiquei, ser semelhante às aulas do Instituto Internacional de Projeciologia e Conscienciologia (IIPC) e as Tertúlias ministradas no Centro de Altos Estudos da Conscienciologia (CEAEC). Para chegar até o endereço, deu um número de telefone que não identifiquei. De manhã, quando acordei, encontrei a caneta e o papel debaixo do travesseiro, com um número de telefone anotado por mim após a projeção. O número de telefone era da colega, que dias antes falou que, provavelmente, não me interessaria por aqueless assuntos.

Dias depois, após a saída do plantão às 7h da manhã, fui até o endereço indicado por aquela colega, no centro da cidade. No corredor de um prédio havia uma placa na porta com os seguintes dizeres:

Não acredite em nada,
nem mesmo no que lhe informarem aqui.
EXPERIMENTE.
Tenha suas experiências pessoais.

Fui "fisgada" pelo EXPERIMENTE. Tenha suas experiências pessoais. A empatia com esse princípio me atraiu. Fiquei ali parada olhando e lendo, hipnotizada por um bom tempo. Comecei a estudar a Conscienciologia. Experiência pessoal era o que eu mais tinha. O que faltava era esclarecimento sobre os fenômenos que se repetiam com frequência e intensidade cada vez maior e sobre os quais eu não tinha domínio.

Em 13 de janeiro de 1995, assisti a primeira palestra com uma professora do Rio de Janeiro. As ideias passadas, os neologismos eram familiares. A partir daí, fiz todos os cursos básicos, inclusive reciclando diversos deles em poucos meses. O aprendizado da Conscienciologia otimizou todo o meu trabalho, esclareceu sobre os fenômenos parapsíquicos e me deu a oportunidade de aplicá-los, de maneira mais qualificada, na assistência às demais consciências.

IV. Morador de Rua

Em minha busca pelo esclarecimento e desenvolvimento do parapsiquismo, frequentei muitos cursos do IIPC na antiga sede, no centro da cidade. Na época, os cursos terminavam após as 22h. Em geral, chegava em cima do horário, pois vinha do consultório em Canoas e o trânsito era imprevisível. Sempre tinha uma vaga para mim, no estacionamento, nos fundos do Tribunal de Justiça, perto de onde se realizavam os cursos. Essa vaga era reservada por um morador de rua.

Ele guardava a vaga para os dias combinados e durante alguns anos, foi um cuidador intrafísico. Apesar de sua condição de morador de rua, usuário de drogas e de bebida alcoólica, durante nossos encontros, mantínhamos uma amizade de respeito e, assim, podia contar com ele, sentindo-me segura.

Nos dias de curso, ele caminhava ao meu lado na descida escura da antiga rua da Ladeira. Muitas vezes, após as 22h, encontrava-o esperando na esquina para me acompanhar até o carro. Às vezes, escolhia um caminho diferente para chegarmos até lá. Percebia, nessas ocasiões, sua intenção de proteger, evitando um eventual assalto, em vista de certas pessoas, que circulavam no local naquela noite, conhecidas dele.

Nessa convivência, o *Amparador* orientava a não criar vínculos de amizade ou dependência financeira. Pagar por guardar a vaga para estacionar o carro, respeitando a individualidade de cada um. Ficamos assim por anos. Conversávamos sobre tudo, oportunidade em que eu tentava fazer a tares. Ele era uma pessoa sempre bem-humorada, não se queixava da vida, dizia que não teve sorte, porque um dia tudo iria mudar. Com a mudança da sede do IIPC, perdi o contato com ele.

V. ECP2

Em março de 1996, participei do *Curso Avançado em Projeciologia* com o professor Waldo Vieira, em Porto Alegre, e no final da semana seguinte, do Curso Sexossomática, em Florianópolis. Na ocasião, conheci uma professora da equipe do curso. Nesse dia, ficamos conversando por mais 4h, sem perceber o tempo passar. Foi um reencontro pela empatia que nos aproximou. Dois dias depois, uma amiga estava voluntariando no IIPC Porto Alegre (RS), quando recebeu telefonema do Rio de Janeiro dizendo que no final de semana haveria o Curso de Extensão em Conscienciologia e Projeciologia (ECP2), em Petrópolis RJ, e dispunham de duas vagas: uma para mim e outra para alguém me acompanhar. Com esta colega, fui para o meu 1º curso ECP2, do IIPC.

Chegando, fui recebida de maneira diferenciada, acomodada em um quarto amplo com cama grande, estilo antigo. A cada atividade fui acompanhada por uma professora da equipe. Na época, não entendi os cuidados dispensados; estava preparada para aquele curso, já havia repetido o ECP1 e reciclado os outros cursos básicos do IIPC.

Durante o curso no campo, fui atendida no primeiro dia. Ao testar o campo tive a oportunidade de visualizar a transfiguração do epicon Waldo Vieira em EM, consciex extraterrestre amparadora do curso. A energia que reverberou nesse momento não mais esqueci e fui envolvida por um sentimento de carinho muito grande por aquela consciência.

Eu vinha há algum tempo com muita dor lombar, com dificuldade de levantar e sair da cama. Durante o campo de sábado de manhã, após o atendimento, deitada no colchonete, a dor estava atrapalhando a concentração. Então, percebi uma paramão suave, massageando, com toques sutis, quase imperceptíveis, a região lombar. Emanava calor que parecia anestésico e atingia toda a estrutura óssea da minha coluna lombar.

Fiquei prestando atenção à massagem e ao mesmo tempo curiosa para saber como acontecia. Numa atitude impensada, da qual me arrependi em seguida, amontoei uma ponta do cobertor e fiz uma espécie de almofada, coloquei no lugar onde estava sendo feito o atendimento. A seguir, larguei o peso de meu corpo, apertando a paramão, que parou imediatamente de massagear. Percebi, no mesmo instante, a paramão se virar e em movimento de ziguezague foi se retirando, pelo lado direito do corpo. Não acreditei no que acabara de fazer. Pedi desculpas, arrependida, sem entender o que eu pretendia com aquela atitude, interrompendo o aprendizado e o atendimento.

Então respirei fundo, procurei acalmar as emoções, relaxei, concentrei novamente e a paramão voltou a massagear. A dor desapareceu e não voltou mais por longos anos.

Em 2004, após ter participado de vários cursos ECP2, fui para mais um em Torres-RS, com o professor e epicon Hernande Leite. Para a discussão da tarde, a consciex havia deixado um recado para ser esclarecido. Pediu para perguntar quem da família tinha predisposição para acidentes de carro. Pensei por alguns instantes e me dei conta de ser eu. Vivia com o carro amassado, mesmo sem nunca ter sido a causadora do acidente. Foi explicado, na ocasião, sobre ectoplasmia e macrossoma e a predisposição a acidentes de percurso. Fui orientada a ter mais cuidado, trabalhar com as energias, manter ao máximo a ortopensenidadede, pois essas condições envolvem maior responsabilidade.

O ectoplasta potencializa tudo que faz, as coisas acontecem com ele de modo mais intenso e rápido. É necessário estar focado no contrafluxo natural que ocorre com ele. Procurar manter certo nível de auto-organização e equilíbrio energético para com isso, antecipar e prevenir os riscos e acidentes de percurso. Quando possível, não dirigir principalmente à noite. Realmente, estes cuidados e entendimento fizeram a diferença em todos os sentidos. Praticamente, não me envolvi mais em acidentes de carro.

VI. Flores no Carro

Em 1997/98, fiz o curso de Saúde Mental da Criança, do Adolescente e da Família. O estágio foi feito em uma creche com funcionamento de 24 horas, com mais de 300 crianças, em uma vila sem infraestrutura, sem abertura de ruas nem iluminação pública, considerada, na época, a região mais perigosa da cidade.

Nosso trabalho se desenvolvia com as crianças da creche e com algumas fazíamos acompanhamento em suas casas, junto a suas famílias. Nessa época, aproveitei a oportunidade para um trabalho voluntário: um dia por semana, na parte da manhã, fazia atendimento pediátrico nessa creche. A receita era acompanhada com os medicamentos de amostras grátis para os pacientes, conseguidos com os representantes dos laboratórios que visitavam o consultório.

O número de atendimentos era grande. Passei a chegar mais cedo, em torno de 7h da manhã. Em uma dessas manhãs, escuro ainda, transitando pelos caminhos não definidos, entre gramas, valas de esgotos e córregos, até chegar à creche, um adolescente, com arma na mão, atirou-se na frente do carro, gritando para eu parar, dizendo ser um assalto. Simultaneamente, uma voz com energia tranquilizadora se manifestou dizendo: *a doutora não!* O adolescente, num movimento brusco de susto, olhou em volta para se certificar de onde veio a voz, pediu desculpas e deu passagem.

Quando saí, às 13 horas, o carro estava lavado e com um buquê de rosas preso no para-brisa. O senhor da casa onde o carro estava estacionado falou que o menino tinha cuidado do carro, para compensar o susto da manhã.

VII. Encapsulamento

Na volta de um curso de imersão no CEAEC, numa terça-feira de folga, à tarde, fui até o centro de Porto Alegre. Deixei meu carro estacionado numa esquina com a Av. Plínio Brasil Milano. Fui para o centro da cidade de lotação. Na volta, me dei conta de que a rua tinha mudado de mão, fiquei, então, prestando atenção para descer o mais próximo do carro.

No caminho de volta, dentro do lotação, fiquei rememorando o curso do final de semana e a observação que o Prof. Waldo fez, dizendo: *você não tem só um Amparador, mas um caminhão deles devido ao seu trabalho.* Recebi essa informação como um incentivo.

Naquela terça-feira, próximo à rua onde estacionei, fui orientada pelo *Amparador* para ter cuidado, porque iria ser assaltada. Por clarividência, vi ser por um homem de mais ou menos 40 anos com uma arma na mão. Em vista disso, desembarquei duas quadras acima, em local elevado, onde teria possibilidade de visualizar melhor o ambiente.

Ao olhar da parte alta da rua, não vi ninguém circulando perto do carro. Contudo, o *Amparador* continuava informando o perigo, dando dicas para despistar e chegar até o carro com segurança.

Entrei em uma loja de motocicletas, na esquina, fiquei observando ao redor, enquanto fui olhando as roupas dos motoqueiros para ganhar tempo. De dentro da loja, com paredes de vidro, continuei olhando e verificando se havia alguém suspeito caminhando no local.

Saí da loja, caminhando pela calçada oposta às duas quadras que faltavam para chegar até o carro. Parei antes de atravessar a rua e a certeza do assalto continuava, mesmo sem enxergar ninguém circulando no local. Como não tive coragem de me aproximar do carro, atravessei a rua e entrei em uma padaria na esquina. Da janela fiquei olhando, não havia ninguém circulando em atitude suspeita ou tentando se esconder por perto.

Comprei pão de queijo e, antes de sair, parei na porta, olhei para todos os lados atenta. Continuava observando a movimentação ao redor sem enxergar ninguém. Ao sair, caminhei em direção ao carro e, ao chegar ao lado da porta do carona, a sinalética energética se intensificou. Recebi um banho de energia e a intuição foi de que o assalto era iminente.

Continuei caminhando até a metade da quadra e entrei numa casa de chocolates. Comprei chocolates e suspiros que eu levaria de presente para minha mãe no dia seguinte.

Voltei novamente, passei por trás do carro e entrei na farmácia, onde pedi para o balconista me acompanhar, falei da preocupação e da intuição de ser assaltada. Era só atravessar a rua. O rapaz falou para não ter medo, foi comigo até a porta, olhou ao redor, debaixo dos carros e disse: *vai rápido que eu te cuido, pois não tem ninguém.*

Atravessei a rua com a chave na mão. Quando coloquei a chave na porta, alguém veio correndo e travou seus pés nos paralelepípedos, encostando a arma em minhas costas e falou: *passa a chave, é um assalto!*

Um grito silencioso de desespero tomou conta de mim e lembrei: *se for verdade que tenho um caminhão de amparadores, isso não vai acontecer.* Ajeitei-me ficando ereta com pequenos movimentos do corpo, segurando a chave com a mão direita. Fui sendo tomada por estranha acalmia e equilíbrio emocional. Com sabedoria e inteligência, comecei a falar com o assaltante.

Ele se movimentou, parando na minha lateral esquerda, manteve a arma encostada no meu corpo, com o braço estendido para pegar a chave. Girei a cabeça para o lado esquerdo e olhando em seus olhos perguntei: *posso ajudar?* Cutucando-me com a arma, perguntou-me se eu não tinha entendido. Mais calma ainda repeti a pergunta: *posso ajudar? De que o senhor está precisando? Pense bem, com o meu carro só vai complicar mais a sua vida e certamente não vai resolver seu problema. Precisa de dinheiro?* Furioso, gritou: *passe a chave.* Nesse momento, percebi que a arma não estava mais encostando em meu corpo.

Quando olhei para a minha mão com a chave, vi estar envolta por uma espiral luminosa, do chão até a cabeça, a ponta da arma ficava do lado de fora dessa espiral. Fiquei segura e tive certeza íntima de que nada iria acontecer. Sabia também que não deveria movimentar-me, permanecendo dentro dessa espiral. Ele insistiu: *passe a chave* e eu lhe respondi, com leve movimento da mão: *pode pegar.*

Na 4ª vez que tentou pegar a chave, olhou para a rua e comentou, percebendo a mudança do trânsito: *como faço para ir para Cachoeirinha?* Respondi fazendo de conta que ele estava motorizado: *onde está o seu carro? Se estiver ali em cima, na rua Plínio Brasil Milano pode entrar naquela rua em frente, contorna o quarteirão e sai onde estão saindo os carros.*

Sem me movimentar, informei que dali em diante a avenida continuava com duas mãos. Olhou-me com olhar perturbado e irritado, tentou novamente pegar a chave, sem conseguir ultrapassar a barreira de energia patrocinada por amparadores, que me encapsulavam. Como não conseguiu, deu um chute no pneu do carro, descarregando a raiva e com olhar assustado disse: *quem tu és? O que estás fazendo que não consigo pegar a chave?* E saiu correndo rua abaixo.

No que começou a correr, o alarme do carro disparou e a imperturbabilidade se desfez. Fui imediatamente assumindo meu real nível evolutivo e um sentimento de pavor tomou conta de mim. Só então percebi que fui encapsulada.

Encapsulamento é a manobra energética, paratécnica, da conscin lúcida, com a mobilização das energias conscienciais, o estado vibracional e a exteriorização das energias para si mesma, ou extraconsciencialmente encapsulando os outros para assistir.

Consiste em envolver com as próprias energias a pessoa-alvo para ajudá-la a romper o padrão pensênico e se acalmar. Acontece o isolamento assistencial e a anulação energética temporária das manifestações pensênicas, especialmente as intrusivas ou assediadoras; o encapsulamento pode ser direcionado a consciências, individualmente ou em grupo, conscins e/ou consciexes sadias e/ou enfermas, a partir da vontade decidida, da intenção firme e da autodeterminação.

Encapsular é colocar dentro de uma cápsula, esfera, bolha ou espiral energética, bloqueando completamente as entradas de energias indesejáveis ao seu mundo interior, ampliando as suas autodefesas energéticas. Isso é o autoencapsulamento.

VIII. Dessoma de meus Pais

Em 1998, deixei de atuar nos plantões e passei para a rotina do hospital, onde assumi uma enfermaria. Esse foi o ano da dessoma de meu pai e de minha mãe, com três meses de diferença.

A presença de minha mãe em minha vida foi muito importante, pois foi ela quem me acompanhou e encaminhou para a consecução da proéxis, a maior parte do tempo, quando criança, sempre com a presença forte de meu pai dando sustentabilidade. O relacionamento com meu pai era muito mais de cumplicidade, de entendimento telepático, guiado por um parapsiquismo partilhado por ambos.

Em abril de 1998, minha mãe sofreu um acidente doméstico com fratura de fêmur. No hospital, aproveitamos para realizar os exames solicitados pela ginecologista, controle de câncer de colo de útero, tratado dois anos antes. Foi diagnosticado tumor de mediastino através do Raio-X de tórax.

No 2º domingo de maio, Dia das Mães, com todos reunidos para o almoço de despedida de nossa mãe, o pai chamou-me separadamente e perguntou o que estava acontecendo, pois estávamos todos diferentes naquele dia. Perguntei se realmente queria saber. Os médicos, durante a hospitalização de minha mãe, perceberam que meu pai não estava preparado para saber toda a verdade. Falei-lhe então que, além da fratura no fêmur, tinha sido diagnosticado tumor de mediastino e que foi dado a ela não mais de três meses de vida.

Meu pai inspirou profundamente e segurou a respiração. Falei a ele para relaxar, pois não só a mãe, mas todos nós precisávamos muito dele naquele momento. Durante a semana, ao saber que minha mãe tinha poucos meses de vida, comentou com a babá de minha sobrinha que não moraria sozinho na casa nova sem a vó. Infartou 4 dias após, na quinta-feira, e dessomou em uma semana.

No dia do infarto foi atendido, por falta de leito na UTI, na sala de recuperação do bloco cirúrgico, onde se encontrava uma equipe de cirurgiões cardíacos prontos para uma cirurgia de ponte de safena previamente marcada para uma paciente. A cirurgia foi suspensa, com o consentimento da família, para fazer a reanimação a céu aberto de meu pai. Aproveitaram o momento para a colocação de uma ponte de safena.

Quando recebi seus pertences, de sua carteira caiu a medalha de metal da qual ele não se separava. Ficou saltitando no corredor do hospital. Isso sinalizou para mim, naquele momento, ser a medalha entre seus pertences, a única coisa que ele queria de volta.

Meu pai costumava nos presentear com medalhas desse tipo porque acreditava que a santa iria nos proteger principalmente na hora da morte. Concluí naquele momento de impacto, numa atitude egoísta, que se ele não a recebesse, seria a chance de se esforçar para sair daquele infarto e continuar em nosso convívio. Ali na porta do bloco cirúrgico, com minha mãe num quarto do mesmo andar recebendo quimioterapia, chorando e falando telepaticamente com ele, combinei guardar com carinho a medalha e a devolveria quando saísse do infarto.

De repente, um homem de avental branco, alto, cabelos brancos, com certa idade, se aproximou, convidou-me para sentar e foi pedindo para refletir sobre minha atitude, mostrou o quanto egoísta estava sendo, para não pensar em mim e não agir daquela forma. Que não pensasse ser fatalidade o que estava acontecendo, mas uma linda história de amor entre os dois. Perguntou se ele não era o cuidador dela. Argumentou que a intenção dele poderia ser de não deixá-la sozinha. Iria na frente para esperá-la. Falou que, nesta dimensão, tinha os filhos para acompanhá-la.

A presença desse médico acalmou, apaziguou meus sentimentos. Fiquei sentada no banco, no corredor em frente à sala em que meu pai estava sendo atendido, refletindo nas palavras que acabara de ouvir. Procurei por esse médico nos dias seguintes no hospital, mas meus colegas foram unânimes em informar que, no corpo clínico do hospital, não tinha ninguém com aquelas características.

Sete dias depois, com meu pai na UTI, meu irmão dessomado em 1976 apareceu, primeiro para minha mãe, mostrando que estava preparando o túmulo para receber nosso pai. No dia seguinte, no início da tarde, fui para casa descansar, durante um cochilo, ele apareceu em projeção e pediu-me para devolver a medalha.

À tardinha, ao chegar ao hospital, o pai não estava bem. O sentimento de culpa me fez refletir a respeito da atitude tomada. No mesmo momento, apesar do temporal, pedi para meu irmão trazer de Canoas a carteira onde havia escondido a medalha. Enquanto esperava, escrevi uma carta para meu pai agradecendo os cuidados que teve com os filhos e da gratidão pela oportunidade de ter sido meu pai e convivido todo este tempo com ele.

Coloquei a medalha junto com a carta e ao deixá-la sobre seu peito, na presença de médicos de várias especialidades, no momento reavaliando as próximas condutas a serem tomadas, os aparelhos que monitoravam os sinais vitais e bombas de infusão para medicação, soaram o alarme no vermelho, e para mim a confirmação de que ele tinha recebido o que faltava para dessomar.

Minha mãe permaneceu em tratamento por três meses após a dessoma de meu pai, ocasião em que começou a ser preparada extrafisicamente para sua própria dessoma. Percebia a presença de consciex, que identificou como sendo meu *Amparador*, o mesmo ao qual foi apresentada em uma noite de Natal, orientando-a junto com outras pessoas, em aulas preparatórias para a dessoma, em dias determinados da semana.

Nesses dias, ela pedia para desligar a televisão, escurecer o quarto e a sala, manter o ambiente em silêncio para aqueles momentos de esclarecimento quanto à progressão de sua doença e preparação para a dessoma. Ela e os outros participantes eram orientados sobre o que aconteceria com sua saúde nos dias seguintes até a próxima aula. Minha mãe valorizava muito esses momentos e se preparava para aquele horário. Tais encontros se repetiram até o dia em que dessomou.

Era um dia muito escuro de temporal e chuvas fortes. De repente, apareceu um raio de sol vermelho intenso no horizonte, visto pela janela do quarto do hospital em frente à sua cama. Minha mãe estava comatosa. Repentinamente, sentou-se com os olhos bem abertos, estendeu a mão em direção à janela e tentou dizer alguma coisa. Percebi, por clarividência, a presença de uma consciex, orientando meu pai e meu irmão a aguardarem. Falei a ela para aproveitar a companhia e ir junto com eles; para não ter medo, para confiar. Fiquei segurando sua mão. Isso aconteceu às 18h. Ela permaneceu com os sinais vitais instáveis e superficiais durante aquela noite.

Meus irmãos e eu passamos o tempo todo junto dela e lembramos do pedido de nosso pai para não deixá-la no hospital sozinha.Cansados, de madrugada, por um momento, cochilamos. De repente, às 6h da manhã, com um toque sutil em meu ombro ouvi: *Jô, estou indo.* Acordei num sobressalto e, ao examiná-la, estava em parada cardiorrespiratória.

Meus pais acompanharam meu desenvolvimento com cuidado, mas sem mimos. O onipresente apoio às minhas ideias e o suporte a todas as necessidades incomuns marcaram, de maneira indelével, os rumos dados a esta minha existência.

Nos anos 80 meu pai convocou todos os filhos para uma reunião. Neste dia, colocou todos os documentos dos bens adquiridos durante a vida em cima da mesa e nos convidou a escolher o que queríamos, que dividíssemos conforme fosse melhor para cada um, inclusive a casa em que moravam estava entre os bens. Naquele dia, abriu mão doando para os filhos seu patrimônio, para que, no futuro, já estivesse tudo acertado, com o inventário feito. Ficou com a transportadora em seu nome, porque nenhum de nós se sentiu competente para assumir. Neste dia, nos deu uma lição de desapego e confiança. Foi mais uma das inúmeras lições que aprendemos com ele.

IX. Projeções com meu Pai

Mesmo após sua dessoma, meu pai continuou orientando-me para a melhor execução de minha proéxis. Dias após a sua morte, marcamos uma reunião junto com nossa mãe para decidirmos o que fazer com a empresa transportadora. Na noite anterior, encontrei-me com ele em projeção. Conversando, comentei que nós sabíamos muito pouco sobre seus negócios, e que ele foi embora, precipitadamente, sem nos colocar a par dos assuntos de sua firma.

Com calma e sorrindo respondeu que não íamos ter trabalho, porque a firma estava bem organizada. Falou que em um local determinado no seu escritório havia um arquivo com todas as informações de que precisávamos.

No dia da reunião, meu irmão, dono da metalúrgica nos fundos do pavilhão da firma, onde era o escritório da transportadora de meu pai, chegou com um arquivo. Lá estavam cópias das carteiras profissionais dos empregados, documentos de todos os caminhões e do contrato, ou combinado verbal, feito com cada motorista.

Tempos depois, em outra projeção, meu pai mostrou a maneira de ajudar uma sobrinha que trabalhava de dia e fazia curso pré-vestibular à noite, no centro de Porto Alegre. Voltava para Canoas de trem depois das 22h, embarcando na estação do Mercado Público. Em Canoas, dependia do ônibus de integração para chegar em casa. Mostrou-me o quanto era perigoso fazer esse trajeto tarde da noite, sozinha.

Lembrou-me que minha secretária estava grávida e logo entraria em licença-maternidade e que depois não voltaria mais a trabalhar comigo, voltaria para perto da família, por morar em uma cidade do interior. Por isso, minha sobrinha poderia substituí-la, trabalhando no turno da tarde e fazendo faculdade pela manhã.

Orientou-me, durante a projeção, a colocar secretária eletrônica na parte da manhã para receber os recados dos pacientes para marcação das consultas e mostrou-me, inclusive, o que a gravação deveria conter.

Esta projeção aconteceu na noite anterior ao último dia de inscrição para o vestibular na Universidade Luterana (ULBRA) que fica na cidade de Canoas.

Tempos mais tarde, em outra projeção, meu pai orientou-me sobre a melhor maneira de ajudar um sobrinho que ia para a escola técnica, à noite, de bicicleta.

Não entendi bem o recado. Na projeção, ele mostrava a bicicleta e foi essa imagem que gravei. Pensando estar fazendo o melhor, dei para ele uma bicicleta nova com todas as marchas, já que a dele era simples e velha. Um mês depois, foi assaltado e levaram a bicicleta nova.

Só então entendi o que meu pai quis mostrar enfatizando a imagem da bicicleta naquela projeção: era o perigo a que estava exposto com esse meio de transporte.

No mesmo ano, ele completou 18 anos. Eu, com a intenção de trocar de carro, entendi dessa vez como poderia ajudá-lo e, ao mesmo tempo, dar-lhe mais segurança.

Meu pai, alguns anos após sua dessoma, ainda em projeção, pediu para eu não desistir de um projeto que havíamos feito quando ele e minha mãe ainda estavam vivos. Era da vontade deles que nós, as três irmãs, construíssemos juntas um edifício no terreno onde havíamos vivido por tanto tempo.

Eu, na tentativa de fazer meu pé-de-meia, uma poupança para aposentadoria, comecei a reavaliar a execução desse projeto. Meu pai, através de projeção, mostrou que a construção fazia parte de minha proéxis. Contestei dizendo que assim nunca poderia me aposentar. Disse que ele estava em um plano melhor do que o meu. Falou entender-me sobre a necessidade da poupança para aposentadoria, mas sabia que se eu desistisse do projeto, quando fosse para onde se encontrava agora me arrependeria. Esse edifício seria a forma mais segura de eu e minhas irmãs ficarmos financeiramente bem.

Na forma de um pedido, falou: *não deixe isso acontecer contigo, Jô. A gente, depois que vem para cá, não pode mais voltar para fazer ou completar o que deixou para trás.* Incentivando-me, ainda falou: *te prometo que no final da construção a tua poupança e teu patrimônio não terão sido mexidos.*

Durante os três anos de construção do prédio, não fiz contabilidade. Apenas assinava os cheques e deixava para minha irmã administrar a obra. Nesse tempo, trabalhei muito, tanto no consultório quanto no hospital. Fazia até três plantões extras de final de semana por mês. Quando a construção ficou pronta, fui ao banco seguindo a orientação do meu pai, para ver o extrato de minha conta bancária. A poupança estava com o mesmo valor de quando a obra começou. Durante a construção gastei os rendimentos da aplicação desses três anos e o salário mensal somado aos plantões extras.

Hoje, esse projeto concluído, é um importante e seguro meio para nossa estabilidade financeira, dando segurança às três.

X. Perigo Iminente

Quando o Prof. Waldo foi a Porto Alegre em setembro de 2003 para o lançamento de seu livro *Homo sapiens reurbanisatus*, após sua palestra, de posse do livro autografado, dei carona para três amigas na volta para casa.

Quando estacionei em frente ao edifício de esquina onde residia a última carona, ao virar para a esquerda e destravar a porta do carro, ela gritou meu nome. Imediatamente, olhei e ela estava abraçada ao seu livro *Homo sapiens reurbanisatus*.

Nesse momento, percebi a presença de um adolescente perturbado, com aspecto de drogado, com o boné enterrado na cabeça, a aba fazendo um túnel que punha em evidência seus olhos, batendo com a ponta da arma que segurava com a mão direita, no vidro da janela, enquanto sua mão esquerda segurava e puxava a maçaneta da porta, na tentativa de abri-la. A única que não abriu com o meu comando devido ao contato da mão naquela maçaneta.

Fui tomada por uma gigantesca sensação de medo e, instintivamente, fechei os olhos. Segundos após, a alguns quarteirões de distância, dei-me conta da reação ao assalto, sem ter a mínima sensação ou lembrança de ter dirigido o carro, atravessado uma avenida, dobrado à esquerda e depois à direita em direção à minha casa.

Lembrei-me, assim que o carro se movimentou, de ter escutado o barulho do revólver batendo na porta ao mesmo tempo em que o assaltante caía ao soltar a maçaneta com o carro em movimento. Só então percebi a sinalética energética parapsíquica ativada, confirmando a presença do *Amparador*. Somente nesse momento me dei conta, com nitidez, estar tomando posse da direção do carro e ter a certeza de que o *Amparador estava dirigindo meus atos*. No momento do medo extremo, dei passividade e ele me socorreu, nos tirou daquela situação de perigo.

XI. Cuidado dos Amparadores

Nesses anos todos de trabalho conjunto, houve momentos em que fui especialmente acarinhada, acompanhada, cuidada pela consciex, meu *Amparador*. Muitos foram os momentos em que a certeza da presença dele fez a diferença.

Às vezes, o amparador está ao nosso lado de maneira sutil e não percebemos, ou só nos damos conta mais tarde com o fato consumado e a possibilidade de aprendizado perdida. Isso mostra o quanto não valorizamos os detalhes.

Para desenvolver o parapsiquismo, é importante dar valor aos mínimos detalhes, às sutilezas das parapercepções, anotar tudo, mesmo o que parece sem importância, detalhes que no momento não nos dizem nada. Com o tempo, as anotações nos auxiliam na autopesquisa e junto com futuras novas vivências, poderemos esclarecer e decodificar o conteúdo de informações ou fatos que nos interessam.

Aqui vou relatar algumas experiências que podem parecer simples coincidências, mas, pela energia com que a informação veio carregada, sabia ser de consciex amparadora. Os cuidados e a ajuda dos amparadores se manifestam desde pequenos detalhes até uma orientação que pode modificar e dar outro rumo em nossa vida.

Em 2004, fui hospitalizada por complicação de uma infecção, a princípio para algumas pessoas, sem riscos. O médico orientou com alguns cuidados locais e sem medicação. Na condição de médica, contestei a orientação de ficar sob observação, mas ele tentou convencer-me de que seria a melhor conduta.

Na saída do consultório, já comecei a enxergar, tipo cartaz fixado nas paredes ou até nas placas de sinalização da rua, o nome de um antibiótico com a dosagem. No dia seguinte, o letreiro com o nome do medicamento se intensificou. Eu sabia que a conduta mais segura, sendo diabética, era o uso de antibióticos no mínimo 72h antes do procedimento.

Desde o início do quadro clínico, o *Amparador* inspirou-me a automedicar-me com o antibiótico cujo nome e dosagem eu enxergava escrito em vários locais onde eu fixasse o olhar. Pelas vivências com resultados positivos por tantos anos, não tive dúvidas de ser a melhor conduta. O processo evoluiu mesmo assim para um abscesso complicado, associado a uma extensa área de celulite.

Foi necessário hospitalizar-me para tratamento com drenagem cirúrgica. Antes de passar pelo procedimento, pedi para o anestesista administrar uma dose de ataque de antibiótico endovenoso. A conduta da equipe médica era esperar o resultado dos culturais para iniciar o tratamento, mesmo assim o anestesista me atendeu. No 3º dia de hospitalização, eu seguia tomando o medicamento indicado pelo *Amparador,* sem avisar a equipe médica que me acompanhava, cuja conduta era esperar. O quadro clínico complicou, fiz um quadro de bacteremia, quarenta e oito horas após o procedimento de drenagem cirúrgica do abscesso.

Naquele quadro de mal-estar, de torpor, sonolência e descoincidida, comecei a enxergar, por clarividência, microabscessos se deslocarem do ponto do foco da infecção e romperem largando milhões de bactérias na corrente sanguínea.

Apesar de ter passado o dia comatosa, nos poucos momentos de lucidez, procurei trabalhar com energia, na tentativa de bloquear a ação destruidora daquelas bactérias. Passei a maior parte do dia em estado alterado de consciência; lembro mais dos momentos em que estava projetada.

Durante esse período, acompanhada pelo *Amparador,* projetei-me duas vezes, na parte da tarde, até o CEAEC. Na primeira vez, constatei que o dia estava claro, agradável, sem qualquer movimento de carros ou de pessoas circulando no pátio. Percebi uma pessoa conhecida sentada no restaurante.

Passei pela recepção e parei perto do abacateiro que havia em frente à casa do Prof. Waldo. Fiquei ali observando a casa e desejando ter a sorte, o merecimento de ser assistida na Tenepes dele. Nesse momento, voltei para o corpo no hospital, pelo estímulo de dor. Estavam puncionando uma veia para obter um acesso venoso periférico para administrar o tratamento com antibioticoterapia.

Cochilei novamente e o *Amparador* me envolveu com sua energia e, com voz tranquila e serena, convidou-me para juntos, procurarmos a tenepes do prof. Waldo. Respondi a ele: não posso, não é cosmoético entrar na tenepes sem conversar com ele. O *Amparador* insistiu e, embora tendo consciência de que não estava certo, acabei atendendo seu pedido, sem condições físicas para reagir, o acompanhei. Lembro de estar projetada e escrever o meu nome em um papel em branco. Passei a ser um pedido de tenepes.

A partir desse instante eu era o papel e, com muita reserva e timidez, fui entrando na gaveta da tenepes do Professor; lembro de me instalar em um canto, à direita. Eu estava me sentindo desconfortável, fraca, obnubilada, sem força até para pensar e com pouca lucidez. Nesse primeiro momento, não enxergava e não percebia ninguém, mas sabia que aqueles papéis acondicionados naquele espaço representavam consciências sendo assistidas. Permaneci quieta, atenta ao bem-estar que o local me propiciava, com o cuidado e a intenção de não tirar a oportunidade das demais consciências de serem assistidas.

Devagar, fui recobrando as forças e saindo daquele quadro de torpor. Passei a me sentir mais confortável, recuperando a lucidez aos poucos. Fui percebendo um calor agradável e reconfortante me envolvendo, e assim comecei a despertar. A gaveta foi ficando iluminada por uma luz muito clara, e, então, passei a constatar que cada papel de pedido de Tenepes que ali se encontrava representava uma consciência, em cujos rostos passei a ver, analisar, identificar patologias, carências e dificuldades de cada um.

Manifestei ao *Amparador* o desejo de sair, pois, em meu entendimento, estava ali na qualidade de intrusa e com muitas consciências necessitando de ajuda. Ele pediu para me tranquilizar, que ficasse mais um pouco, pois precisava me fortalecer. Banhos de energia e EVs espontâneos aconteceram. A partir daí, fui recuperando a lucidez e por clarividência passei a ver as bactérias da corrente sanguínea serem destruídas, bloqueadas, e as demais ficarem presas, encapsuladas, aprisionadas no foco infeccioso. Nesse momento tive a certeza de que o antibiótico estava iniciando sua função. Acompanhada pelo *Amparador*, voltei para o hospital e para o corpo.

Logo em seguida, o meu telefone celular tocou, era o amigo que eu vislumbrara no restaurante do CEAEC querendo falar comigo. Ao informá-lo de que estava hospitalizada, incumbiu-se de levar o pedido de tenepes, pessoalmente, para o prof. Waldo. Ao final da tarde, em torno das 18 horas, médicos e familiares estavam reunidos no quarto, e eu recobrando a lucidez e a cognição. No meio desse torpor, obnubilação vi na sacada do quarto o Prof. Waldo me olhando. Tempos depois numa ida ao CEAE na condição de pesquisadora de fenômenos parapsiquicos, perguntei a ele se isso aconteceu. Respondeu: *eu tinha de ver o que estava acontecendo.*

Refletindo sobre o real risco de uma infecção generalizada, dei-me conta de quanto trabalho podemos dar aos amparadores. Eu, na condição de paciente, questionei a necessidade do uso de antibióticos. Para a equipe médica, a conduta era aguardar o resultado dos culturais.

Tempos depois, em outra consulta para revisão, o médico me falou sobre outro paciente, também médico, dizendo que ele não teve a mesma sorte que eu, apesar do problema ser o mesmo e também ser diabético; poucos dias após a drenagem do abscesso, o colega dessomou por infecção generalizada. Hoje sei que, provavelmente, o mesmo não aconteceu comigo por ter seguido a orientação do *Amparador*. Aquele antibiótico, que tomei sem prescrição médica, permitiu estar aqui hoje cumprindo minha proéxis. O amparo aproveita o conhecimento do assistido para orientar a melhor conduta, o melhor tratamento.

Outra situação ocorrida numa das viagens para os EUA, só recentemente entendi. Alguns meses depois do dia 11 de setembro, após a queda das torres gêmeas, fui com um grupo de amigos para Nova

York, participar de um curso da Conscienciologia. Repetiu-se problema recorrente na hora de passar pela imigração. Fui separada do grupo para ser revistada e interrogada. O motivo também o mesmo: sempre sou confundida com turistas muçulmanas.

Após ter sido separada do grupo com o qual estava viajando, fui levada para um local isolado para revista mais detalhada. No aeroporto, os funcionários, de posse de meu passaporte, começaram a conversar entre eles, comentando em tom irônico que, no Brasil, também há médicas.

Num impulso de indignação, me preparei para responder em português o que também há no Brasil. A sinalética energética parapsíquica se instalou intensamente e de maneira tão insistente a ponto de me ensurdecer. Sabia ser esse um sinal, um aviso importante para me calar, refletir, ponderar e repensar minhas atitudes naquele momento. Parei, fiquei observando o comportamento dos funcionários comentando de maneira pejorativa a meu respeito e sobre o país.

Um tempo depois, diante da insistência dos policiais para responder os questionamentos feitos por eles, formulei mentalmente uma frase em inglês para responder àqueles comentários. Nesse momento, escutei a voz do *Amparador*, dentro de meu cérebro, em tom alto e claro: *não fale em inglês com eles*. E orientou-me a solicitar um intérprete. Era uma questão a ser esclarecida e entendida por mim sobre o motivo da orientação de não falar inglês com aqueles funcionários.

Alguns anos depois, após a tertúlia, conversando com amiga da Conscienciologia, de origem árabe, comentei sobre esse recado do *Amparador*. Esclareceu-me que, na cultura árabe, é norma recomendada, é lei, é código de segurança, o fato de pessoas dessa etnia não falarem a língua local na entrada em outro país e solicitarem um intérprete.

Esse, com certeza, foi mais um cuidado do *Amparador* em momento de confusão e insegurança, quando me encontrava sozinha, sem dominar a língua, e sendo crivada de perguntas sobre o país árabe e para as quais eu não tinha resposta, sem admitirem que eu poderia realmente ser brasileira.

Outro sinal de cuidado do *Amparador* ficou claro numa terça-feira, durante a folga dos meus plantões. Costumava buscar o menino que ajudava a cuidar para passar o dia comigo, almoçar e ir ao cinema, entre outras atividades. Na saída da creche, fui circulando por ruas calmas do bairro residencial, quando percebi estar sendo seguida por um policial de motocicleta que surgiu do nada. Estacionei e à medida que a moto ia se aproximando, percebi de imediato, pela energia, não ser um guarda comum.

Orientou-me a colocar o cinto de segurança no menino, na época ainda não obrigatório, e antes de mostrar os documentos, provavelmente, o guarda captou a informação, por meio do parapsiquismo, e perguntou se eu sabia que a carteira de motorista venceria no dia seguinte. Surpresa, respondi que não. Com calma, começou a olhar os documentos e me mostrou a carteira para confirmar a informação.

Trabalhava no consultório em Canoas, trafegava pela BR116 e, com frequência, havia fiscalização. Não estar com os documentos em dia, certamente, seria um transtorno pelo fato de atrasar o meu horário de atendimento. No mesmo dia, consegui renovar a carteira de motorista. Tudo aconteceu melhor até do que se tivesse marcado e programado.

Em outra ocasião, durante o curso Fórum da Tenepes em Foz do Iguaçu, depois da cerimônia de lançamento de dois livros de autores da Conscienciolgia, voltando para o Village no *Campus* do CEAEC, perdi os óculos. No dia seguinte, começava o curso do Prof. Waldo e eu teria muita dificuldade para ler ou escrever. Antes de me alterar com a situação, escutei a voz do *Amparador* dizer: *não te desequelibre.* Relaxei, naquele momento estava sozinha no quarto e no horário da tenepes. Trabalhei com as energias e a sessão da tarefa energética começou. No final da tenepes, enxerguei a caixa dos óculos no carro que fazia o transporte.

Cedo, pela manhã, estava no pátio esperando o motorista. Procuramos por tudo e os óculos não foram encontrados. Fui para o curso com óculos emprestados. Durante a aula, a informação de os óculos estarem naquele veículo se intensificou. No intervalo, o motorista me procurou dizendo que tinha revistado com cuidado todo o carro, sem encontrar. Comentei com ele que não tinha sentido o *Amparador* me mostrar o local se não estivessem lá. O motorista saiu pensando nesse comentário. Em casa, no seu horário de almoço, voltou a procurar e encontrou os óculos embaixo do assento do motorista, suspensos por um emaranhado de fios do forro do banco.

Gostaria de mostrar com essa experiência que os amparadores não dão informações sem fundamento, não perdem tempo com coisas sem utilidade ou com situações sem importância; há muita assistência a ser feita, e costumam otimizar seu tempo para assistir o maior número de pessoas.

Mesmo tendo a informação de que, em qualquer desatenção, o assédio aproveita a lacuna para nos desestruturar, nesse episódio, apesar da falta de cuidado e de auto-organização, penso como hipótese, ter sido ajudada, porque, provavelmente, estaria designada para assistir mais consciências, com o esclarecimento que o curso me proporcionaria. Sem os óculos, comprometeria o aprendizado e, consequentemente, a assistência programada.

XII. Inventário do Amparador

Durante algum tempo, o *Amparador* avisava, falava e indicava com os dedos das mãos que faltavam três anos. Muito refleti sobre o que poderiam significar os três anos que faltavam. Junto com meus pais, em um final de semana, tentamos decifrar o que estaria terminando em três anos; foram levantadas várias hipóteses, contudo não tínhamos certeza de nada. Uma das possibilidades poderia ser o término da segunda fase da vida, programada por ele.

Primeiro Encontro. No dia 31 de dezembro de 1994, ano do final de meu relacionamento de cinco anos, estava me preparando para passar o *réveillon* na casa dos meus pais. No caminho, sem estar programado, senti necessidade de entrar no supermercado. Algo me induzia a ir a esse local e quando me dei conta estava no meio de uma multidão de gente apressada, eufórica, com carrinhos do supermercado cheios de guloseimas, preparando a comemoração de final de ano. Percebi não ter nada para comprar, mas, ao mesmo tempo, sabia ter alguma coisa para fazer, algo que não podia adiar. A sensação era de ter marcado um encontro ali. Procurei um corredor mais vazio para refletir e repentinamente, a mão, cujo toque e energia me são absolutamente familiares, segurou minha mão esquerda. Instintivamente, numa reação reflexa, abaixei os olhos e passei a olhá-lo, analisá-lo de baixo para cima.

Eu estava em frente a um homem com sandálias tipo franciscanas, bermuda bege, camisa listrada de mangas curtas, em tons de bege, com uma cesta de supermercado em seu braço esquerdo. Ao passar meu olhar por seu rosto exclamei: *que ridículo o senhor está com esse chapéu.* Com uma temperatura que beirava os 40ºC ele usava o indefectível chapéu de feltro preto. Olhou-me sério e perguntou: *se eu estivesse sem o chapéu você me reconheceria?* Parei para refletir nessa possibilidade e me dei conta de que talvez ficasse com dúvidas, já que ele se transfigurara nessa apresentação. Quando criança, o chapéu era que chamava mais minha atenção. Não conhecia ninguém que usasse um igual. O toque em minha mão esquerda, porém, era inconfundível. Ele estava diferente daquele médico elegante em seu terno branco de linho italiano que eu costumava ver desde pequena.

Ainda segurando minha mão, disse-me: *feliz ano velho!* Parei para refletir no que acabara de escutar, não lembrava de ter recebido este cumprimento antes, continuou: *hoje é o primeiro encontro de nossa despedida*. Desejou-me também feliz ano novo e começou a agradecer pelo convívio que tivemos e disse-me: *tudo aconteceu do jeito que você queria! Viu como foi fácil? Tudo saiu perfeito, você fez tudo certo, aprendemos muito juntos. Você percebeu a assistência que foi possível fazer com o nosso trabalho? Inclusive os filhos do seu ex-companheiro ficarão seus amigos. E nós ainda vamos trabalhar muito juntos.*

Com o contato de sua mão, tive momentos de descoincidência. Quando me dei conta de estar falando com ele e de haver algumas pessoas paradas no corredor nos olhando, falei mentalmente: *viu os micos que me faz passar?* Respondeu-me: *desculpe! Eu esqueço que você ainda se preocupa com essas coisas.* Olhou ao redor, e foi ao encontro de senhora idosa com uma deformidade grave de coluna que vinha caminhando com dificuldade em nossa direção, acompanhada por uma assistente. Perguntou-lhe *se sentia dor em suas costas*, ao mesmo tempo em que suavemente massageava sua coluna. Falou que, a partir daquele momento, ela não sentiria mais tanta dor e que poderia se deslocar com mais facilidade e dormiria melhor.

Voltando-se novamente para mim disse: *Viu? Tem mais pessoas iguais a você, que podem me ver.* Percebi durante o tempo que ficamos ali, algumas pessoas, provavelmente mais sensitivas, com certo grau de mediunidade, que notavam a presença dele.

Agradeceu mais uma vez por eu ter concordado em ajudá-lo a terminar sua tarefa, e lembrou que tínhamos ainda um grande projeto a realizar. O nosso próximo encontro ficou marcado para o dia 31 de dezembro do ano seguinte. Questionei sobre o encontro ser no supermercado, se não poderia ser em outro local, por exemplo, no hospital.

Olhou-me com atenção e comentou: *perceba a energia que tem aqui. Todos estão felizes se preparando para comemorar o final do ano. É o ambiente perfeito para nosso encontro. No hospital, o holopensene não é predominantemente saudável, homeostático;* despediu-se e foi embora.

Segundo Encontro. O segundo encontro aconteceu no dia 31/12/1995, conforme ficou subentendido e marcado no ano anterior. Durante o ano, continuei o meu trabalho na companhia do *Amparador.* No dia 31 de dezembro, eu estava escalada para o plantão a partir das 19h.

Contudo, preparei-me especialmente para esse plantão e para o encontro com o *Amparador,* passei no supermercado conforme o combinado. Ficamos frente a frente no mesmo corredor onde havíamos nos encontrado no ano anterior. Ele usava a mesma roupa e o mesmo chapéu.

Nesse dia, o encontro foi para um inventário de nosso trabalho. Foram pontuandos momentos especiais acontecidos nos mais de 20 anos de trabalho no hospital e consultório. Rememorou vários momentos de nossos encontros trabalhando, da assistência que foi possível realizar, principalmente no início de minha carreira, época em que, para exames de imagem, havia apenas o aparelho de Raio-X com um tanque de líquido para revelar os filmes. Fez um inventário de toda a minha vida, pontuando momentos especiais, nos quais estávamos juntos e comentou os resultados da assistência feita. Mostrou o quanto um profissional que trabalha conectado com o amparo de função faz a diferença. O quanto mais de assistência pode fazer. A maioria desses fatos, rememorados nesta ocasião, estão sendo contados neste livro. Desejou-me um bom plantão e um feliz ano novo. Disse-me que nossa tarefa continuaria.

Fiquei muito energizada para aquele plantão. Em qualquer hospital, o plantão médico de 31 de dezembro costuma ser um caos e naquela noite não foi diferente. Durante as comemorações, as pessoas perdem os limites, exageram na bebida, têm comportamentos inadequados e extremos que, eventualmente, as levam para o hospital. Por exemplo, a mãe que chegou com a filha adolescente, agredida pelo pai com um soco nas costas, de punho fechado, usando, em um dos dedos, o anel de formatura. Pela dor que a menina sentia, pela dificuldade de respirar e importante hematoma no local, foi realizado um Raio-X de tórax que mostrou fratura de duas costelas. Apesar dos protestos e ameaças da mãe, fiz ocorrência policial, mesmo sabendo que o pai da menina era um famoso advogado na cidade.

Terceiro Encontro. O terceiro encontro ficou marcado para o dia 31 de dezembro seguinte, 1996. Quando saiu a escala dos plantões de final de ano, constatei que estaria de plantão por 24 horas naquela data. Mentalmente, fiquei conversando com o *Amparador*, pedindo para trocarmos o dia do nosso encontro.

Assim, sem data marcada, no dia 24 de dezembro de 1996, após a ceia de Natal na casa dos meus pais, fui surpreendida com o pedido de minha mãe para darmos um passeio de carro em um bairro próximo a fim de vermos a decoração de natal. Acompanharam-nos minha irmã e a babá de minha sobrinha.

Durante aquele mês de dezembro, algumas mães haviam comentado no consultório sobre uma casa com decoração natalina excepcionalmente bonita e mágica, segundo as crianças. Assim, naquela noite, dirigi-me instintivamente para a casa, localizada em uma rua de um quarteirão, calma e sem saída. Parei no meio da rua totalmente deserta àquela hora. Olhei para dentro do carro a fim de apertar o botão e fazer descer o vidro, permitindo, assim, que minha mãe, ao meu lado, apreciasse melhor a decoração.

Enquanto isso, as três ficaram observando o telhado rebaixado da varanda da casa onde havia vários bonecos plásticos de Papai Noel. Minha mãe observou com surpresa, enquanto eu ainda estava com a atenção no botão que abria o vidro da janela, um dos bonecos se movimentar e, tomando a forma de uma pessoa, se preparando para dar o impulso de pular. O que eu percebi foi o barulho e o impacto do pulo no asfalto da rua ao meu lado.

Imediatamente, um rapaz escondido atrás da roupa de papai Noel me cumprimentou colocando sua mão sobre o dorso de minha mão esquerda apoiada no volante. Naquele instante, reconheci a força e o efeito em mim, daquela energia e sabia estar acontecendo o terceiro encontro com o *Amparador.* O rapaz cumprimentou-nos, desejando feliz ano novo.

Minha mãe, assustada, indagou se eu o conhecia, pois ele estava escondido atrás daquela roupa. Ele se abaixou e olhando para ela, disse-lhe que também a conhecia e apresentou-se como sendo o *homem que falava comigo* quando criança.

Minha mãe ficou parada, impactada, olhando para ele, tentando entender o que estava acontecendo. Perguntou-lhe o que estava fazendo ali, surpresa por ele ainda aparecer para mim após tanto tempo.

Voltando-se novamente para minha mãe, disse: *parabéns pela sua filha. Estou aqui para agradecer a vocês duas e falar de quantas coisas boas ela permitiu que eu fizesse através de suas mãos. Ela permitiu que eu terminasse minha tarefa. Muito aprendemos juntos e ajudamos muitas pessoas. Tudo foi possível com sua compreensão e sua discrição. No papel de mãe, com sua postura, permitiu a realização desse trabalho, com sucesso.* Logo após um momento de silêncio, fiz as apresentações dizendo: *é minha mãe, irmã e a moça que cuida de minha sobrinha mais velha.*

Falei-lhe que minha mãe estava terminando um tratamento de câncer de colo de útero e ela aproveitou para queixar-se, dizendo que eu a estava obrigando a fazer o tratamento. Mais uma vez ele se abaixou, olhou para ela e disse: *o tratamento é necessário, é o melhor, mas não é só de médicos que a senhora precisa, não é vó?* Relembrou momentos pontuais de cuidados e postura que teve para me proteger, evitando especulações a meu respeito quando criança. Comentou que a soma destes cuidados permitiu que cumprisse o compromisso assumido.

No final da conversa, despediu-se, virou de costas, deu uns passos à frente do carro, na rua sem saída e foi como se a imagem tivesse congelado, ficando transparente até desaparecer.

No carro, ficamos paralisadas, em silêncio, cada qual mergulhada no seu microuniverso consciencial, refletindo sobre o que acabávamos de vivenciar, ambas percebendo que esse encontro nos deixou diferentes, envoltas em energia acolhedora de acalmia e contentamento. Comentei sobre o que acabara de acontecer e descobri que somente minha mãe o viu e, por isso, só ela interagiu com ele. Para as outras, foi como se o tempo congelasse. Não tomaram conhecimento da conversa, mas se sentiam especialmente calmas e um bem-estar inexplicável as envolvia.

Permanecemos paradas no local por mais alguns instantes. Minha mãe quis saber mais a respeito da atual interação com ele. Aproveitei para comentar que ele trabalhava comigo principalmente no consultório, inspirando e orientando o melhor tratamento. Depois continuamos nosso passeio em silêncio, cada uma refletindo, cheias de energia, sobre essa experiência inusitada.

Chegando em casa, ainda reflexiva, minha mãe comentou com meu pai o acontecido, dizendo ter entendido e esclarecido, com esse encontro, a interação que acontecia comigo e o *Amparador*. Foi explicando: *agora eu entendi como é o homem que falava com a Jô. A conversa deles é pelo pensamento. Enquanto ele falava, eu fiz mentalmente várias perguntas e à medida que eu pensava, ele respondia a todos os meus questionamentos.*

Hoje, refletindo sobre esse terceiro encontro, compreendo ter sido o momento dedicado a minha mãe, por ela ter tido a receptividade de entender, facilitar e acolher minha relação com o *Amparador*.

XIII. Amparador Finaliza sua Tarefa

Desde que o *Amparador* foi avisando que seu compromisso comigo estava por terminar, referindo-se mais ao consultório, ficou combinado que, mesmo assim, ele sempre estaria perto para ajudar nas minhas dificuldades profissionais e me acompanharia na caminhada evolutiva, pontuando, auxiliando a promover reciclagens.

Durante essa despedida, por um momento, fiquei pensando e com dificuldade de entender, imaginando-me sozinha pela primeira vez no exercício de minha profissão, principalmente no consultório. Enfatizou estarmos acabando um trabalho juntos, mas, caso precisasse de sua avaliação, estaria por perto para orientar, pois eu continuaria exercendo a profissão de médica pediatra. Sentia-se extremamente grato por ter, junto comigo, finalizado sua missão com tanta completude; que o consultório era meu local de poder, a sala estava blindada e ali estava consolidado um campo com energia otimizada para os atendimentos.

Mostrou-me, carinhosamente, estar capacitada a continuar com sucesso na profissão sem ele, desde que eu desse continuidade ao trabalho de maneira assistencial e cosmoética. Assim, o amparo de função se faria sempre presente. No início, até essa transição acontecer, se em algum momento eu ficasse insegura sobre algum procedimento mais sério, sugeriu para pensar nele. Sua presença seria a senha que iria equivaler a uma confirmação do diagnóstico.

Hoje, na tentativa de evoluir dentro da Conscienciologia, na maioria dos cursos de que tenho participado, principalmente no CEAEC, ele está presente. No curso de Autoparapsicometria Avançada, de 28 a 31 de dezembro de 2009, durante os exercícios em grupo de cinco alunos, ele se manifestou inclusive para meus colegas; perceberam sua energia, promovendo um Estado Vibracional envolvendo a todos em um abraço fraterno.

Em outra ocasião, fui informada de que haveria um curso sobre amparadores no CEAEC e, como seria no meio da semana, havia decidido não participar. Minha irmã, contudo, chamou minha atenção para o fato de, pela primeira vez, haver um curso esclarecendo sobre amparadores.

Perguntou se eu não tinha interesse ou curiosidade em saber mais sobre essa consciência que interagia comigo. Funcionou igual um despertamento. Foi a senha para programar a viagem e substituto no trabalho do hospital, e viajar para Foz do Iguaçu.

No ônibus, no início da viagem, percebi a presença do *Amparador* viajando comigo. Comecei a rememorar toda a minha vida com ele. Um turbilhão de pensamentos e sentimentos surgiram e tive necessidade de colocá-los no papel. Com a orientação dele, rememorei fatos e acontecimentos que pareciam estar esquecidos.

Essas anotações sinalizaram a importância de repartir minhas vivências e, ao mesmo tempo, mostrar que ter amparador é consequência do trabalho, da Cosmoética e da intenção de ajudar os outros sem esperar retorno. Amparador é uma consciência amiga, que tem afinidades com o assistente e está disposto a trabalhar conosco.

No momento de elaborar este livro, tive o privilégio de contar com a orientação e inspiração do *Amparador* para selecionar os fatos e vivências mais esclarecedoras e assistenciais para as pessoas.

Em um *Acoplamentarium* de que participei, durante o exercício com o epicon, ele foi a primeira consciex a aparecer. Chegou caminhando lentamente, e no meio do campo energético parou, virou-se para mim, sorriu com cumplicidade, virou-se novamente e saiu do campo. Surpreendentemente para mim, apareceu vestindo uma camisa xadrez, com seus volumosos cabelos pretos penteados e repartidos ao lado, com gel, mantendo a aparência dos 40 anos, pela primeira vez sem o habitual chapéu. Sua presença marcante foi percebida pelo epicon que me perguntou quem era aquela consciex.

Atualmente, o *Amparador* está trabalhando comigo, em casos pontuais, nas atuais atividades do Apoio Parapsíquico e Preceptoria Parapsíquica. Após algum tempo me questionando sobre o que estaria acontecendo, ou o motivo de o *Amparador* estar se afastando, ao entrar no *Tertuliarium* para a Minitertúlia, percebi a ativação da sinalética energética parapsíquica avisando a sua presença. Pensenizei feliz: hoje estou acompanhada. Durante o debate, o prof. Waldo, olhou para o meu lado e comentou: *vocês são uns bobos, o amparador de vocês está no Curso Intermissivo, preparando-se para ressomar e vocês nem perceberam.* Foi a informação que estava buscando e que respondeu meus questionamentos.

Certamente, a convivência de todos esses anos com essa consciência acompanhando as atividades profissionais, pela amizade, carinho, cuidado, cumplicidade e afinidade por todo o tempo, posso dizer com convicção íntima ser o *Amparador* uma amizade raríssima conquistada de muitas vidas.

Amigos raríssimos são consciências com as quais tivemos relações de amizade, de afetividade em outras vidas. É o amigo certo nas horas incertas. Podem ser identificados num único encontro.

São os amigos mais valorizados com os quais temos convivialidade fértil, produtiva, diálogos enriquecedores, complementaridade de saberes e noções de transafetividade.

XIV. Tenepes

Em 24 de novembro de 2004, iniciei a *tarefa energética pessoal*, a tenepes. Foi o diferencial em minha vida pessoal e profissional. Tenepes é uma tarefa de exteriorização de energias, supervisionada por amparador técnico, realizada sempre no mesmo lugar otimizado, no mesmo horário, durante 50 min, pelo resto da vida. É o meio mais eficaz de, conscins projetadas, consciexes doentes, parapsicóticas pós-dessomadas ou troposféricas serem assistidas e esclarecidas. Em função das transmissões energéticas da Tenepes essas consciexes podem despertar extrafísicamente e serem encaminhadas pelos amparadores. Tenepes é a convivência fraterna e cosmoética em parceria diária com o amparador.

No meu caso particular, dou início ao trabalho com a mobilização básica das energias (MBE) até o estado vibracional. Nesse momento percebo o acoplamento com o amparador da tenepes. Na maioria das vezes acontecem mudanças no ambiente físico, anulando qualquer interferência, tais como alteração de temperatura, luminosidade, e um silêncio profundo toma conta do ambiente. Podem instalar-se acalmia íntima, relaxamento profundo e serenidade intraconsciencial. Nesse momento, inicia-se o trabalho da equipe extrafísica da tenepes.

Por ação da ectoplasmia junto com a energia exteriorizada, a escuridão dos olhos fechados desaparece e dá lugar a um campo de luminosidade peculiar e indefinível que envolve a mim e a equipe extrafísica para o trabalho assistencial a ser realizado.

Dando passividade ativa, isto é, colocando-me disponível, posso perceber nitidamente a semipossessão do amparador de função da tenepes, pelas alterações sentidas no corpo físico, ficando imóvel, pesado, afundado na poltrona, tendo a sensação muito clara de que não estou mais no comando, contudo sem perder a lucidez e percebendo a demanda dos assistidos.

No final dos 50 minutos, em algumas ocasiões antes de o campo energético assistencial se desfazer ou de a semipossessão acabar, percebo a aproximação, à direita, de consciex fraterna e amparadora.

Em geral, essa consciex me sugere deitar de lado. Nessas ocasiões, já comprovei que alguma orientação é dada, por exemplo, a confirmação do diagnóstico de determinado paciente, ou ainda ideia nova ou informação precisa para minha vida pessoal. Diante desse tipo de sincronicidade e otimização, pude constatar na prática que, da assistência ocorrida na tenepes, eu sou a mais beneficiada e a assistência se estende para meus pacientes ou familiares.

Para mim, é o compromisso maior e de maior responsabilidade que assumi na atual vida, por tratar-se da conduta mais desafiadora e pró-evolutiva que a pessoa autoconsciente pode se propor. Ao mesmo tempo, é um trabalho gratificante, prazeroso e assistencial para quem se propõe a realizá-lo.

A tenepes requer do tenepessista disponibilidade, intenção de ajudar os outros, sem esperar nada em troca, e dar vazão ao parapsiquismo. É uma grande oportunidade de estar em contato com o amparador diariamente e organizar de maneira prática e profissional a assistência multidimensional para o resto da vida.

Na tenepes, assistimos consciências com as quais tivemos contato nas últimas 24h, as trazidas pelo amparador de função e, através dos papéis de pedidos de tenepes, podemos fazer *rapport* com os assistidos. Cada pedido repercute no tenepessista de maneira diferente, pois cada um dos papéis representa uma consciência, na maioria das vezes fragilizada, desorganizada no seu microuniverso consciencial, em sofrimento. No primeiro contato com o pedido, posso receber informações da real necessidade do assistido, mesmo quando não consta o motivo.

São 50 minutos dedicados exclusivamente à doação de energia, sem interrupções, diariamente.

Mesmo durante a época do consultório, durante esta hora, não atendia o telefone. Para atender, esperava a inspiração do amparador de função da tenepes. Teve uma ocasião em que o telefone tocou e, imediatamente, escutei uma voz extrafísica dizendo; *atenda, é uma emergência.* Era certa mãe em desespero, pedindo-me ajuda, porque o filho mais velho, que estudava à noite, estava chegando da faculdade; quando desceu do ônibus, foi assaltado e baleado.

O pai do menino saiu às pressas para o pronto-socorro com o filho. Ela não teve tempo de acompanhá-los, porque o irmão menor estava dormindo, e não podiam perder tempo. Procurei acalmá-la, convidei a me ajudar e mandar energia para o filho. Pedi para ter a cena e o rosto do filho ferido na tela mental, que fosse mentalizando para tudo dar certo, para que os profissionais estivessem disponíveis para atendê-lo, que o caminho estivesse livre e seguro para chegar a tempo. Pedi para conversar mentalmente com o filho, dizer para ele não ficar com medo, permanecer confiante porque não estava sozinho. Fiquei no telefone mais de 40min. Após, procurei notícias do menino no pronto-socorro; um colega conhecido o atendeu e estava fora de perigo.

A seguir, a título de exemplo, relato 2 fatuísticas relacionadas à tenepes.

Fatuística 1. Há algum tempo, na saída de nossa reunião do GPC tenepes – grupo de pesquisa conscienciológico da tenepes, recebi um pedido. Fiquei com o papel na mão e percebi estar impregnado de energia. Assim, tive a certeza da urgência dessa conscin.

Em casa, ao ler o pedido e colocá-lo na caixa junto com os outros pedidos, vi o rosto de um menino com fácies de sofrimento, perturbado, pedindo ajuda. Durante mais ou menos 30 dias, lembrava-me dele durante a tenepes. Ele aparecia no campo assistencial, acompanhado por seu amparador. Era um menino de personalidade dócil, bons sentimentos e estava passando por um momento difícil, com dificuldade de controlar seus atos, com reações descontroladas, involuntárias e agressivas, mesmo tendo consciência de que tais atitudes não eram corretas. Isso o perturbava muito e o deixava confuso.

Em outra sessão de tenepes, o *Amparador* sugeriu buscar notícias dele. Fiquei sabendo, então, que o menino não estava bem, apresentava distúrbio de comportamento e tinha dificuldades na escola. A mãe não estava sabendo lidar com ele. O menino era acompanhado por neurologista e psicóloga e tomava Ritalina.

Com dificuldade para remarcar as consultas, a mãe pediu ajuda para minha colega. Prontifiquei-me a agendar consulta com uma neuropediatra, em decorrência da sinalética energética e da orientação do *Amparador.*

No dia marcado, relatei para a neuropediatra os motivos da consulta, dizendo-lhe não conhecer o menino pessoalmente, mas saber muito a respeito dele pela tenepes. A sinalética energética parapsíquica me acompanhava o tempo todo. Percebi quando o amparador do menino acoplou com a neuropediatra, que reagiu com um tremor e disse: *nossa, estou toda arrepiada!*

Essa foi uma consulta especial, porque o menino tinha mais de doze anos de idade. No setor de Pediatria, as consultas são marcadas para crianças até os doze anos. Agradeci à colega a compreensão e o atendimento extra.

No mesmo dia, perto das 11h, encontrei-me com a neuropediatra que agradeceu, dizendo que a consulta valeu pelos anos de profissão. Havia sido gratificante atender aquele menino. O afeto e a empatia foram recíprocos e o vínculo estabelecido entre eles foi imediato e forte. Pela confiança, compreensão e acolhimento durante a consulta, o menino pôde relatar o que de fato acontecia com ele.

A médica, com essas informações, diagnosticou o distúrbio de comportamento e os surtos de agressividade como sendo, na realidade, o equivalente a crises convulsivas. Percebeu o alívio do menino por ter encontrado alguém que acreditou nele e o entendeu sem criticá-lo. Quando lhe informou que iria, aos poucos, trocando a medicação e isso o ajudaria mais a contolar seus atos, de imediato o menino a abraçou chorando, agradecendo e prometendo colaborar com o tratamento.

No dia 06/01/2009, a mãe e o menino me procuraram no 4º andar do hospital. Ao chegarem na saída do elevador, reconheci o menino como sendo o da tenepes e ele veio ao meu encontro. Abraçou-me e agradeceu. Disse-lhe que já o conhecia, mas não tinha ainda percebido os seus lindos olhos verdes.

Sentado à minha frente, segurando suas mãos, comentamos sobre o novo tratamento e ele me relatou o quanto se sentia mal com a medicação anterior. O novo medicamento o ajudou a controlar seus pensamentos e voltar a se sentir seguro, confiante, normal novamente. Orientei-o para levar a escola a sério, estudar muito, procurar uma profissão e ter em mente o objetivo de ajudar os outros.

Mais tarde, a neurologista falou sobre as sequelas dessas patologias, que podem acarretar alterações da cognição, podendo levar os pacientes para o caminho da delinquência. Só conseguem evitar esse caminho aqueles que recebem muito apoio, que possuem boa índole e desejo firme de fazer o certo. O diagnóstico era encefalite viral por Herpes-Zóster.

Fatuística 2. Em minha profissão de médica, trabalhando na dimensão intrafísica, procuro, através de pensenidade sadia, me manter conectada com o amparo. Ao me aproximar de alguns pacientes, os palmochacras ficam ativados e o frontochacra se expande durante o exame. Dessa forma, consigo fazer a heteroscopia no paciente ou, por clarividência, chego ao diagnóstico preciso.

Na tenepes, algumas vezes, o *rapport* é imediato já ao receber os pedidos. Através de telefonema, foi solicitada uma seção de tenepes extra, por se tratar de uma urgência. A solicitação de assistência era para um menino sobre o qual nada sabia, apenas o nome. Imediatamente, instalou-se a sessão de exteriorização de energias com fluxos muito intensos e com a sinalética energética ativada durante todo o processo.

Já de início, percebi por clarividência que o menino era recém-nascido, e naquele momento estava sendo realizado um procedimento médico de punção lombar para diagnóstico, e a criança teve uma parada cardiorrespiratória. Mesmo estando distante, na sala da tenepes, meu ímpeto foi de, rapidamente, iniciar manobras de reanimação; fui jogando energia para o profissional realizar o melhor atendimento.

A sinalética energética parapsíquica intensificou-se mostrando a gravidade da situação. Junto com o *Amparador*, projetada, fui até o hospital envolvê-lo em energia. Essa urgência foi confirmada pela mãe do menino pouco tempo depois. Ele dessomou com 48 horas de vida por enterocolite necrotizante.

Desde o início da tarefa energética pessoal, a tenepes, foi possível comprovar que o maior assistido é o próprio tenepessista. Isso já constatei por muitas vezes, até em coisas banais, mas fazem a diferença.

Por exemplo, posso citar ocasião em que programei para ir até a praia, em Torres. Fui lembrada, ao final da tenepes, de trocar o óleo do carro e levar uma sandália extra.

Ao ligar o carro na manhã seguinte para trabalhar, um jato de fumaça com cheiro de óleo queimado saiu pelo cano de descarga. Não lembro de ter descuidado do carro. No posto de gasolina, o funcionário admirou-se com o aspecto do óleo encontrado, mesmo estando dentro da validade.

Ao arrumar a mala, lembrei-me do recado sobre a sandália. Por estar atrasada e achando desnecessário carregar mais peso não a levei. Na praia, ao sair de uma loja, sem motivo aparente, a tira da sandália que eu estava usando, arrebentou. Naquele momento, fui tomada por um sentimento de vergonha do *Amparador* e frustração por não ter dado a importância devida às suas informações. Nos segundos que fiquei parada, tive a certeza de não estar sozinha e esclarecida. Naquele momento, assumi o compromisso de não cometer o mesmo erro. Esse foi mais um aprendizado.

XV. Primeira Viagem à China

A primeira viagem à China foi em outubro de 2005, organizada por um grupo de conscienciólogos, com mais de 80 pessoas, a maioria estudando ou, pelo menos, já tendo acessado as ideias da Conscienciologia.

A viagem foi uma imersão nessa cultura milenar, uma grande oportunidade evolutiva, tanto individual quanto grupal. Durante a viagem, tive experiências privilegiadas de convivialidade, fraternidade, acolhimento, assistencialidade e o desafio da vivência prática do universalismo.

Na China, o convívio com aquele povo generoso, de hábitos e cultura tão diferentes, foi um grande laboratório para quem se propôs à autopesquisa, priorizando a conquista de novos ganhos evolutivos.

Na primeira viagem, tive a comprovação da companhia diária do *Amparador*. Nos hotéis, fiquei num quarto sozinha, e todas as manhãs, no mesmo horário, sentia a necessidade de trabalhar com as energias e, através da sinalética energética parapsíquica, tinha a certeza de sua presença orientando e preparando para ocorrências com alguma pessoa do grupo e qual seria a melhor maneira de assistir.

Na segunda manhã, em Beijing ou Pequim capital da China, o *Amparador* orientou-me entrar no restaurante para o café da manhã pelo corredor da direita. Na primeira mesa, encontraria uma pessoa precisando *da nossa energia,* ou seja, do nosso atendimento com energia. Na Conscienciologia corresponde ao arco voltaico.

Efetivamente, ao chegar, encontrei uma mesa redonda, grande, com todos os lugares ocupados. Após alguns instantes, notei uma pessoa com comportamento alterado: estava com a roupa pelo avesso, cabelos em desalinho, com um pires de xícara de cafezinho transbordando de comida: omelete, bacon, bolo, geleia, pão e outros alimentos, tentando levá-los à boca com a faca.

Aproximei-me sem chamar a atenção e, orientada pelo *Amparador*, posicionei-me com a mão direita na região frontal, fui tirando o cabelo do rosto, e com a esquerda arrumando a gola do abrigo, assim, discretamente, aplicamos o arco voltaico. A pessoa foi despertando aos poucos. Começou a olhar ao redor, como para se localizar. Percebeu seu estado, a mistura de comida, a roupa, ficou sem saber o que fazer, pediu desculpas tentando entender o que aconteceu. Sugeri para trocar a comida por um suco e ela foi se recompondo.

Os demais ocupantes da mesa já haviam tentado ajudá-la, mas ela não ouviu ninguém, estava num mundo só dela. Depois do arco voltaico e de recobrar parte da lucidez, analisou o que estava fazendo, ficou constrangida e com vergonha, foi encaminhada ao médico responsável pelo grupo.

Em outro dia, fui orientada, através de projeção, a participar de um procedimento paracirúrgico, de drenagem de abscesso de pálpebra. Durante a projeção, vi-me num bloco cirúrgico assistindo a esse procedimento e identifiquei a pessoa, colega de viagem, que realmente estava com esse problema. Naquela mesma noite, aconteceu a drenagem espontânea do abscesso.

O grupo foi dividido e viajávamos em dois ônibus identificados por fitas amarelas e verdes. Eu pertencia ao grupo de fita verde. No dia de visita à fábrica das sedas, fomos almoçar em um restaurante Mongol de *buffet* mais ocidental. O meu grupo foi o segundo a chegar para o almoço. Ao final, fui tomada por um desconforto súbito, mal-estar, sensação de angústia repentinos que percebia não serem meus.

Saí do restaurante e, no pátio, parei, respirei fundo para acalmar meus pensamentos e equilibrar energeticamente. Já concentrada, por clarividência, identifiquei a pessoa que estava necessitando de ajuda e fui procurá-la no outro ônibus. Como não sabia onde estava estacionado, pedi ajuda comunicando-me por mímica, com o motorista chinês do ônibus em que eu viajava. Educadamente levou-me até lá.

A pessoa que estava passando mal já havia sido atendida pelo médico da excursão e estava repousando no ônibus, depois de ter sido medicada. Ao encontrá-la, falou que, por estar demorando a melhorar, a amiga que a acompanhava sugeriu para se colocar na tenepes de alguém de confiança, e ela, imediatamente, lembrou de mim. O nosso encontro foi uma grande transfusão de energia. Após o ocorrido, a colega foi melhorando e começou a aproveitar melhor a viagem.

Quando viajamos, corremos o risco de passar por grandes choques culturais. Impactos emocionais ocorrem quando verificamos que os locais e os hábitos encontrados são familiares e conhecidos. Principalmente, quando a viagem é focada em pesquisa e se tem as vivências por retrocognições, que nos dão a certeza de nossa paraprocedência .

Na cidade de Qufu, ao visitar a Floresta de Confúcio, no portal de entrada, deparei-me com as árvores altas de tronco marrom, galhos curtos e folhas pequenas e muito verdes, cuja presença em meus desenhos, as freiras do internato queriam tanto entender. Este foi um momento de banhos de energia, EVs espontâneos e um sentimento de imensa saudade.

Sentimento semelhante aconteceu ao visitarmos um jardim antigo e bem preservado em Shangai, quando num canto deparei com as três plantas que, durante a minha infância, procurei sempre ter em nosso jardim; romã, jasmim e camélias, mesmo com os protestos de minha mãe, pois as camélias, na época das flores, sujavam muito o pátio.

Em projeções antes da viagem, numa delas me dei conta de estar numa cidade cercada por muralha. Estava de pés no chão, com roupa de dormir, sem documentos ou dinheiro, com muitos chineses circulando na rua e eu com dificuldade de interagir com eles. Com sentimento de apreensão, de insegurança, fiquei pensando de que maneira poderia sair daquele local, de repente percebi estar projetada. Quando recobrei a lucidez, olhei em volta na tentativa de reconhecer a cidade. O *Amparador* me convidou para visitarmos a Floresta e o Templo de Confúcio.

Volitamos sobre uma floresta muito verde, com árvores de tronco especialmente comprido. Após sobrevoarmos aquele lugar, descemos e fomos caminhando por entre as árvores, até chegar num local onde havia duas lajes de pedra retangulares, colocadas de pé, uma ao lado da outra com algo escrito. Vi ser o Templo de Confúcio e de seu neto Zi Si. Não tinha imaginado a possibilidade de os dois estarem enterrados num lugar assim.

Dias após, tentei esclarecer essa projeção com os organizadores da viagem, mas deixaram em suspenso.

No dia em que chegamos em Qufu, percebi ser familiar essa cidade histórica, pois já havia estado lá em projeção. Fui recebida com banhos de energia ao chegar ao local onde está o monumento. Instintivamente, senti necessidade de tocar aquelas pedras, com o nome de Confúcio e de seu neto. O organizador da excursão, filmando, começou a me entrevistar e a rememorar a projeção que havia contado a ele antes da viagem, deixando esse momento gravado no CD da viagem.

XVI. Segunda Viagem à China

A segunda viagem à China foi em outubro de 2006. O grupo era menor e nos deu oportunidade de maior convívio. Durante o deslocamento de uma cidade para outra, no ônibus, os responsáveis pela viagem, em várias ocasiões, falaram sobre a Conscienciologia, o que fez a diferença sob o ponto de vista energético, permitindo maior conexão com o amparo e *flashes* de retrocognição.

Em uma dessas viagens, no deslocamento para ir de uma cidade à outra, fui convidada a falar sobre amparadores. A repercussão no grupo foi grande. Algumas pessoas da viagem me procuraram para saber mais sobre parapsiquismo, e outros, para dividir comigo suas experiências.

A última cidade do roteiro foi Guilin. Nesse local, fizemos passeio de barco pelo rio Li, famoso por sua floresta de torres de calcário e colinas formando imagens como tromba de elefante, colina dos nove cavalos e outras, ao longo de seu trajeto. Outro passeio era visitarmos uma plantação de arroz numa dessas colinas.

Durante esse passeio, uma pessoa do grupo estava muito quieta, dormindo, interagindo pouco com os demais. Enquanto ela dormia, durante o passeio de barco, atendendo ao pedido de ajuda do organizador da viagem, debrucei-me no encosto da cadeira à sua frente e comecei a exteriorizar energias, com a intenção de desassediá-la. Após alguns minutos, de repente, algo como uma nuvem escura se deslocou dela e veio na minha direção. Num impulso, na tentativa de me desviar, fiz um movimento brusco para trás, a nuvem escura passou por mim e acabou saindo pela janela, desapareceu no meio dos fiordes e da água azul do rio.

A cadeira não sendo fixa no chão, caí no meio do corredor, batendo com o joelho esquerdo na quina do banco à frente. Imediatamente, se instalou um grande edema seguido de hematoma. Fui atendida pelos colegas próximos e pelos tripulantes chineses, com suas pomadas, mas principalmente com suas massagens com unguentos anestesiantes. No dia seguinte, na visita à plantação de arroz, subimos uma colina com mais de 1.000 degraus, escavados na terra e sem corrimão, acompanhando a plantação de arroz, que contornava a montanha, irrigada através de bambus.

Em 18 de outubro de 2006, iniciamos a viagem de volta. A primeira etapa, de Guilin para Guangzhou ou Cantão, e no mesmo dia, de barco de Cantão até Hong Kong; enquanto esperávamos a hora de embarcar antes de amanhecer o dia, com nossos pertences de mão colocados no chão, ficamos nos despedindo da China.

Nesse momento, uma fiscal chinesa começou andar por meio do monte de bagagens de mão do grupo e uma angústia repentina foi tomando conta de mim. Sabia ser minha a bagagem escolhida, mesmo sendo do tamanho e peso adequado. Foi considerada de tamanho inadequado e precisou ser despachada.

Enquanto estava providenciando o despacho da bagagem, foi distribuído o cartão de embarque. O meu, na confusão, foi extraviado; recebi apenas o recibo que acompanha esse cartão. Fiquei com a guia terrestre, chamada Colondrina, para resolver o impasse, enquanto todos embarcaram.

Aconteceu muita discussão entre ela e as funcionárias do aeroporto e quando me dei conta, já tinha passado mais de 30 minutos. Nessa hora, tive medo de ter perdido o voo e ter de permanecer sozinha naquele país. De repente, vi uma cena das pessoas sentadas dentro do avião passando por uma turbulência, com muitos objetos caindo dos bagageiros.

Por um instante, passou pelo meu pensamento a possibilidade de se tratar de aviso do *Amparador* de acontecer um acidente. Lembrei que poderia dessomar e interromper a proéxis. Lamentei ainda não ter iniciado a escrita de meu livro, conforme o combinado com o *Amparador.* Veio à mente a informação de acidente de percurso, refleti mentalmente sobre o assunto e pensei que ficar sozinha na China já seria para mim um acidente de percurso, devido à distância e à dificuldade de comunicação.

Não consegui imaginar como seria se o avião tivesse decolado. Olhei para a guia e ela se transfigurou na imagem do *Amparador*, pedindo-me calma, pois aquele atraso precisava acontecer. Uma sensação de pavor tomou conta de mim, senti e enxerguei, por clarividência, meu rosto se transfigurando, deformando igual imagem de um monstro. Segurei o rosto entre as mãos e fui arrumando a deformidade até a sensação passar.

Sem entender a mensagem e sem saber se o avião ainda estava esperando, sentindo-me desabar intimamente, comecei a falar alto e em português. Mostrei para as funcionárias do aeroporto o recibo que acompanha o cartão de embarque e exigi a segunda via do cartão. As atendentes pararam de falar, olharam-me com certo ar de espanto e rapidamente me entregaram a segunda via do cartão de embarque.

O passo seguinte foi passar pelo guichê de vistoria para carimbar o passaporte. A funcionária folheava meu passaporte e não conseguia encontrar a fotografia. No desespero e com um movimento brusco, retirei o passaporte da mão dela e mostrei-lhe a foto.

Finalmente, fui para a esteira de vistoria de bagagem para o embarque. Lá, obrigaram-me a colocar tudo sobre a esteira, inclusive o passaporte com o cartão de embarque que estava junto com a foto. Como em uma brincadeira torturante, o cartão de embarque mais uma vez desapareceu. Sem conseguir raciocinar e entender o que estava acontecendo, evoquei o *Amparador* mais uma vez para me socorrer e mostrar onde o cartão poderia ter caído. Apertei os olhos próximos ao nariz com os dedos, técnica que uso em casos de extrema urgência, e, por clarividência, enxerguei o cartão prensado entre a parede e o aparelho da esteira. Mostrei para a funcionária onde o cartão estava.

No caminho até o avião, o *Amparador* informou-me do perigo não ter acabado. Ao entrar na aeronave, passei por dois pilotos apoiados sobre os braços no painel do avião, cochilando; eram 6h da manhã. Na entrada, fui vaiada por um grupo de pessoas irritadas pelo atraso, ansiosas por começar a viagem, e aplaudida pelo meu grupo. Acomodei a bagagem, sentei, mas a sensação de perigo, angústia e apreensão continuavam. Pedi respeitosamente para o *Amparador* mostrar o problema para alguém responsável pela segurança do avião. Estava exausta, apavorada, mas consciente do perigo.

Em seguida, o avião taxiou no aeroporto, em direção à pista de decolagem. A sinalética energética que se mantinha instalada, intensificou-se. Sem conseguir entender, sem a calma necessária para perceber qual atitude deveria tomar, mantive a exteriorização de energia. Num ato de desespero, pedi ao *Amparador* para mostrar o perigo ao técnico responsável, pois nada poderia fazer naquela situação, prestes a entrar em desequilíbrio emocional e energético.

Quando o avião começou a pegar velocidade para decolar, começando a sair do chão, bruscamente parou, provocando um solavanco. Ficou parado por uns instantes, em seguida o piloto avisou ter sido constatado uma falha técnica e precisávamos retornar.

Devagar, foi retornando ao ponto de partida. Uma sensação de alívio, de relaxamento, começou a tomar conta de meu corpo. O turbilhão de pensamentos foi parando, deixando um vazio em minha mente a ponto de ter dificuldade de pensar ou raciocinar. Fomos informados de haver problema técnico. Uma peça precisava ser trocada. Durante a espera, pedi desculpas ao *Amparador* e agradeci por ter ficado ao meu lado acalmando e orientando.

Após essa experiência, a viagem aconteceu de maneira automática. De Cantão fomos para Hong Kong de barco, e uns dias após fomos para a África, especificamente Cidade do Cabo. Após esse incidente, senti durante esse tempo, como se tivesse ficado descoincidida, sem força e com dificuldade de pensar e de me expressar. Só voltei ao normal em casa, retomando minhas atividades rotineiras.

TERCEIRA FASE
DA VIDA

I. Começo da Mudança

Muito tempo se passou desde que o *Amparador* dividiu minha vida em três fases, sendo que a terceira parte seria somente minha, e dependia da minha vontade de priorizar e disponibilizar para a grande tarefa que estava programada.

Nesta condição, vi-me com as dificuldades próprias da terceira idade e não consegui imaginar algo que fosse interessante para realizar ou que pudesse dar prazer. O *Amparador,* pronto para finalizar nossa conversa, olhou-me seriamente e disse: *tu vais ser mais inteligente que eles e vais parar de trabalhar na Medicina mais cedo que a maioria dos médicos, ainda com boa qualidade de vida.*

Rapidamente, me projetei para esse futuro e tentei imaginar onde poderia ser útil. Naquele momento, nada interessante surgiu. Não vislumbrei algo para realizar. Comentou: *tem um grande desafio lhe esperando, um grande trabalho de assistência a outras consciências fora da Medicina de maneira ampla e multidimensional.* Isso dependeria da minha vontade, priorização e escolha para assumir.

Fechei o consultório em 2008, antes de uma viagem retrocognitiva para a Europa e Finlândia. Já havia tentado isso antes. A primeira vez que busquei diminuir meu ritmo de trabalho pelo vazio que sentia sem a presença do *Amparador,* pois sabia que sua tarefa comigo tinha acabado e eu não tinha o direito de exigir sua presença ao meu lado no consultório, foi na volta da viagem à China em 2005. Com a solicitação dos pacientes e o consultório montado acabei voltando ao trabalho.

Antes da viagem para a Europa, comecei a pensar em desativar o consultório. A sala era minha, precisava dar destino aos móveis e decidir o que fazer com ela.

Procurei um modo de fazer assistência com os móveis do consultório, material que, por anos, foi a ferramenta de trabalho junto com o *Amparador*. Por outro lado, as crianças se sentiam seguras e à vontade no local, comecei então, do nada, a enxergar a palavra Pestalozzi, escola para crianças com necessidades especiais, escrita em tudo que olhasse. Era como um *flash* luminoso e desaparecia tão rápido quanto aparecia. Intimamente, cheguei a pensar ser inspiração para fazer um trabalho voluntário naquela instituição.

Chegando perto do dia marcado para viajar e decidida a não voltar para o consultório, tentei oferecer os móveis para a APAE, instituição que buscava todo mês as amostras grátis de medicamentos, oferecidas pelos representantes de laboratório. A resposta foi que eles distribuíam os medicamentos com a apresentação da receita médica para os necessitados. No local não tinham espaço para montar um consultório na sede de Canoas.

Entendi então o porquê de estar enxergando a palavra Pestalozi. Era a inspiração sobre o local onde eu poderia ajudar mais doando o material. Procurei, por telefone, alguém responsável pela administração da instituição. Fui descrevendo o que eu estava oferecendo. Após algum tempo falando, sem escutar a voz no outro lado da linha, pedi desculpas por estar oferecendo móveis usados, ao mesmo tempo expliquei que as duas balanças e os móveis estavam em perfeitas condições. Percebi a respiração de choro da responsável no outro lado da linha; comentou não estar esperando por essa doação, e estava sendo o melhor presente dos últimos cinco anos.

A funcionária informou ter-se aposentado na função de enfermeira e como sua filha com Síndrome de Down frequentava a escola, começou a voluntariar naquela instituição. Como faltava um consultório para os médicos atenderem com mais conforto os alunos, ela se propôs a conseguir os móveis. Disse ter passado, nesses cinco anos, muitas tardes na sala de espera do prefeito da cidade sem ter sido atendida.

O consultório foi montado com os móveis doados e, tempos depois, minha sobrinha, psicóloga, que trabalhou comigo de secretária durante a faculdade e estudou Libras em curso paralelo, foi contratada para trabalhar naquela instituição com alunos portadores de deficiência auditiva. No seu primeiro dia de trabalho, foi presenteada com consultório montado e móveis conhecidos.

Numa projeção, o *Amparador* deu orientação de qual o melhor destino da sala. Ao acordar, não consegui rememorar a informação. Antes disto, pensei em alugar o local. Essa possibilidade gerava uma sensação de não ser o melhor destino. Em certa manhã, ao chegar ao hospital para trabalhar, passei por um colega, que do nada falou: *é isso Jô, ciclo encerrado*. No mesmo instante, com esse comentário, rememorei a informação do *Amparador* durante a projeção. A inspiração era que, por ter sido meu local de poder por muito tempo, com energia concentrada durante muitos anos, a sugestão era desativar o consultório e vender a sala.

Continuei minhas tarefas no hospital. Foi difícil abrir mão dessa instituição onde realizei grande parte de minha proéxis. Ao pensar em aposentadoria, via a imensidão de trabalho ainda por ser feito e a importância da assistência a ser realizada.

Quando surgiu em minha vida uma patologia, Adenocarcinoma de intestino, que exigiu cirurgia e quimioterapia para o tratamento; a maior parte das sessões era hospitalizada; tive uma grande oportunidade para reflexão e aprendizado. Desde o início, procurei não me vitimizar, e a pedido do *Amparador*, presença constante e fraterna, para não me desequilibrar. Aproveitei o momento para fazer reciclagens, mudanças de posturas para melhor aproveitar o tempo, eliminar bagulhos energéticos e pensênicos, e isso facilitou o destravamento da energia poluída à volta.

A partir do momento em que assumi essa postura, grandes vivências aconteceram principalmente no ambiente hospitalar na posição de paciente, condição esta para a qual eu não estava preparada. Ser uma profissional da saúde, trabalhando em hospital, não me preparou para ser a assistida. Até porque os paraefeitos do tratamento não são fatores facilitadores. Mesmo assim procurei tirar proveito e fazer daqueles momentos um grande laboratório de autopesquisa e iniciar as reciclagens intraconscienciais necessárias para a evolução.

Mantive a tenepes durante as sessões quinzenais dos 6 meses de tratamento com quimioterapia. Foi necessária a hospitalização durante a infusão da quimioterapia em decorrência das complicações da medicação. Nunca fui interrompida durante os 50 minutos do horário pré-estabelecido, dedicado à tarefa energética pessoal. Numa dessas sessões, vivenciei o passo a passo da troca de amparador da tenepes.

Na quinta sessão de quimioterapia, hospitalizada, houve mudança da sinalética energética. Esta se manifestou de maneira mais sutil. Tinha a sensação de ter uma informação contida nessa mudança, porém não decodifiquei a mensagem durante o intervalo de 15 dias até a próxima sessão. No retorno ao hospital, me dei conta da mudança continuar e perguntei ao *Amparador* o motivo desta condição, antes de começar a tenepes. No mesmo instante, quase materializado, falou estar precisando conversar comigo. Começou mostrando as reciclagens que estava promovendo, o lugar onde eu estava naquele momento, e foi como se as paredes dos quartos desaparecessem.

Pude visualizar um grande salão com os pacientes da Oncologia, passando por situações difíceis, angustiantes, com muita dor e incerteza sobre o futuro. Fez-me entender que, por estar passando por situação semelhante, estava em condições de assisti-los com mais eficiência e compreensão. A partir desse momento, segundo ele, estava preparada, capacitada, gabaritada para essa tarefa.

Por isto precisávamos de um técnico especialista nessa área, para qualificar a assistência. Num gesto com a mão, convidou o novo amparador de função a se aproximar e o apresentou, dizendo ser nosso colega especialista e iria ajudar no novo trabalho. A partir desse dia, o *Amparador* árabe deixou de ser o amparador da tenepes.

Compreendi serem as intercorrências que acontecem na vida das pessoas, por exemplo, uma doença, podem ser recebidas não como fatalidade ou acidente de percurso, mas sim como a possibilidade real de entendimento, de alinhamento, de autoconhecimento, de reciclagens e de evolução.

Sinto o meu momento presente como o encerramento de um ciclo. Disponho do tempo para refletir, rever posturas e, por meio desse posicionamento, percebo o processo de ampliação do parapsiquismo, e isso traz maior senso de responsabilidade.

Resisti bastante no momento de sair da *segunda fase da vida*. Inicialmente, ao fechar o consultório, continuei a trabalhar no hospital por mais dois anos e meio. Havia uma espécie de apego a essa instituição, fundamental para mim, pois lá se desenvolveu parte de minha programação existencial.

Quando realizamos tarefas que nos dão prazer, nos acomodamos ou, em outras vezes, por insegurança ou até por medo do novo, começamos a nos enrolar, a nos enovelar, e, consequentemente, protelar as mudanças. Percebi nesses momentos que o Cosmos acaba conspirando a nosso favor, mostrando aquilo que sozinhos não nos permitimos ver, e toma as rédeas do que vai acontecer no futuro, acima de qualquer resistência. Eu sabia de a tarefa estar acabada, desde a despedida do *Amparador* no trabalho do consultório, mas não conseguia abrir mão deste trabalho no hospital. Estava numa roda viva e me deixei levar.

Estamos nesta vida para evoluir, para reciclar traços de nossa personalidade, de nosso temperamento, que ainda não são pró-evolutivos. É necessário priorizar para evoluirmos mais depressa. Sabemos que a evolução não para. A autoevolução tende a ocorrer mesmo à revelia da consciência, mas dessa forma o progresso é feito de modo mais lento em função da perda de oportunidades evolutivas.

II. Proéxis Individual

Como saber quando se completa a programação existencial específica, planejada para nossa existência? Tenho tido o cuidado, a preocupação e a responsabilidade de realizá-la dando o melhor de mim.

Desde o dia em que me afastei do trabalho por motivo de saúde, percebi, refletindo melhor sobre a proéxis, estar parada, estagnada, repetindo a mesma rotina sem motivação. Havia chegado o momento de renovar, repensar, reprogramar minha vida, autoconscientizar-me da mudança que se fazia necessária.

Ao mesmo tempo, tinha também uma sensação de estar atrasada para com um compromisso maior, de assistência e esclarecimento. Na época, não me ocorria nenhuma possibilidade, capaz de preencher o vazio que estava vivenciando. Por outro lado, tinha a preocupação de não deixar o trabalho incompleto. Lembro, há alguns anos, em curso de campo no CEAEC, no momento do relaxamento profundo e sentindo a presença do *Amparado*r, questionar como perceberia o término de meu trabalho no hospital.

O *Amparador* mostrou-me duas crianças com problemas neurológicos sérios que seriam a senha indicadora da conclusão do trabalho: a "K.", uma menina transferida de hospital do interior, portadora de hidrocefalia e nanismo, e o menino, "G.", também portador de hidrocefalia, ambos com muitas hospitalizações, e a maioria delas na enfermaria sob minha responsabilidade.

A mãe da "K.", calma e compreensiva, era mais resignada, tinha maior entendimento a respeito da patologia da filha. Já a mãe do "G." era mais conflituosa, mais revoltada, e tinha dificuldades de aceitar ter um filho com problemas físicos e cognitivos graves.

Durante aquele curso, foi mostrado o trabalho que eu ainda deveria realizar com eles e com suas mães.

No final de 2008, a "K." foi hospitalizada com quadro grave de infecção e complicações neurológicas. Durante a internação, conversei com a mãe mostrando-lhe a gravidade do quadro da menina, na tentativa de prepará-la para uma possível dessoma, devido à não resposta ao tratamento e à piora progressiva da patologia neurológica. Procurei orientá-la a pensar e a permitir que acontecesse o melhor para a filha, para refletir sobre a possibilidade de que a consciência não morre, respeitando sua religiosidade.

Após algumas semanas acompanhando a filha sem se afastar do hospital e sem revezar com familiares, um dia a mãe tomou a iniciativa de ir até sua casa numa cidade do interior, deixando uma irmã acompanhando a filha na UTI. Durante aquela ausência, a menina dessomou.

Encontrei a mãe no pátio do hospital, recentemente. Após a dessoma da filha, ela começou a trabalhar fazendo transporte escolar e, outras vezes, transportando pessoas que necessitavam ir a Porto Alegre para consultas, realizar exames ou visitar pacientes hospitalizados. Quando se tratava de crianças, usava o aprendizado que teve com a filha para ajudar as outras mães a chegarem até o melhor atendimento.

O "G." era cuidado a maior parte do tempo por sua avó paterna, que abriu mão dos seus interesses para se dedicar ao neto, após perceber a dificuldade da mãe em interagir e lidar com a patologia do filho.

Em torno de sete meses após a dessoma da "K.", a mãe do "G." me informou, por telefone, que ele estava em casa, há três meses sem necessidade de hospitalizar, sendo cuidado por ela. Durante esse tempo, ficou bem de saúde, sem infecções ou crises convulsivas e ela conseguiu dar conta dos cuidados sem ajuda. Comentou ter conseguido se reconciliar com o filho durante esse tempo, descobriu que ele não deu tanto trabalho. Mas, naquele momento, "G." estava com febre, em crise de asma. Acabava, nessa manhã, de ser atendido pela equipe de saúde da sua cidade. Coloquei-me à disposição e comentei haver vaga na enfermaria se precisasse hospitalizá-lo. Ao final da tarde daquele dia, dessomou em casa.

Com a dessoma dessas duas crianças, entendi que essa parte de minha proéxis podia estar concluída.

III. A Escrita do Livro

Sabia da importância de escrever o livro e da responsabilidade de dividir as vivências não só minhas, mas também as do *Amparador.* Durante um ano, após receber a orientação de como concretizar a escrita, fiquei na tentativa de colocar no papel em branco, algo que fosse útil e esclarecedor.

Ao mesmo tempo, como desculpa, fiquei questionando se minhas vivências poderiam ajudar outras pessoas. Mesmo tendo recebido a sugestão do *Amparador* para escrever nossa história, e o Prof. Waldo, desde que conheci a Conscienciologia, sempre incentivou a escrita de minhas vivências. Na época dizia: *enquanto você não escreve, uso-a como exemplo.* Costumava me chamar nos cursos: a *pediatra do sul com olhos de Raio-X.*

Sabia ser autocorrupção, medo da exposição, apesar de no íntimo me sentir em débito. Não era um sentimento que me agradasse. Comprovei isso quando na iminência do perigo de vida, lamentei por ainda não ter iniciado a escrita do livro e pelo fato de ficar com vergonha do *Amparador,* por não priorizar o que fazia parte da minha proéxis.

No curso Imersão Projecioterápica, a orientação da consciex amparadora, através do epicon, foi de que para escrever livro era muito simples: "*livro é papel em branco, uma caneta, no mesmo lugar, no mesmo horário, nos mesmos dias previamente programados*".

No ano 2007, comecei a frequentar as reuniões do grupo GPC Tenepes no IIPC Porto Alegre. Nos encontros, relatávamos nossas vivências durante a tarefa energética. Um dia, um colega chegou presenteando-me com um gravador para registrar as experiências, já que não conseguia colocá-las no papel.

Com o tempo, o grupo decidiu escrever um livro para iniciantes da tenepes. A técnica usada foi de escrever as vivências num caderno e discuti-las durante a reunião. Os cadernos eram trocados em cada encontro entre os participantes.

No dia 16 de março de 2007, minha irmã me convidou para ir até sua casa num final de tarde. Devido ao horário, o trânsito Porto Alegre/Canoas teria engarrafamento, tentei justificar. Repetiu: *é necessário ser hoje, é convite do seu Amparador e traga um caderno*. No mesmo instante, sob banhos de energia, providenciei o caderno em branco e às 18h fui recebida por ela e minha sobrinha.

A primeira informação foi: "*me deixar ser conduzida*", recado de uma amparadora que estava tentando ajudar, mas eu estava com dificuldade de me conectar com ela. Por este motivo, estava há uns dois a três dias com minha irmã ditando um estilo de escrita, um esboço de livro, que poderia orientar nessa tarefa.

Essa informação e a orientação sobre um estilo de escrita possibilitaram desdramatizar a situação e desassediar. Consegui entender que deveria corresponder ao investimento do amparo e assumir a responsabilidade. Muitas das inspirações da amparadora ditadas para minha irmã estão registradas em alguns capítulos do livro. No final, deixou o recado que, após ter registrado minhas vivências, voltaria para as acabativas do livro.

Comecei as primeiras anotações em 17 de março de 2007, seguindo o modelo inspirado. O *Amparador* ajudou a relembrar detalhes das vivências que deveria registrar no livro, as quais, poderiam ser esclarecedoras para o leitor.

Estas inspirações aconteciam, na grande maioria das vezes, no final da tenepes. Em algumas ocasiões, o *Amparador* vinha para pontuar detalhes que eu havia esquecido; em outras, para chamar a atenção sobre a colocação da ideia não ser a melhor, ou até para mostrar erros de interpretação na hora de colocar o fato ou a palavra inadequada, alterando o sentido.

Precisava de ajuda para digitar. Numa reunião, o relato dos primeiros 6 meses de tenepes de uma colega com a qual, na ocasião, não tinha intimidade, com a sinalética energética e parapsíquica ativada, chamou minha atenção. Nesse momento, me dei conta de que gostaria de ver o livro escrito com aquela clareza e fluidez.

Em casa, no final da sessão de tenepes, o *Amparador* fez um comentário: *para o livro, esta colega pode ajudar.* Foi o que aconteceu. Na próxima reunião, após ter conversado com ela, imediatamente se prontificou a ajudar. Marcamos nossos encontros para sábados à tarde em sua casa. Assim cultivamos uma amizade evolutiva, uma parceria profícua por alguns anos.

Muitos foram os dias de chegar para o encontro, sem material para trabalhar, mesmo assim incentivava, revisávamos o material escrito sem demonstrar desânimo ou cansaço. Com o tempo, fui acolhida pela família. Nutro sentimento de carinho e gratidão por todos eles.

Em 26 de junho de 2012, cheguei em Foz do Iguaçu com um exemplar impresso para mostrá-lo ao Prof. Waldo. Olhou com atenção, comentou, com o material na mão, ter muita energia. Orientou-me a procurar os voluntários da UNIESCON, instituição que faz preceptoria para os autorandos, para orientar a escrita. Depois convidou-me a brindar o feito com um copo de chá de boldo. No mesmo dia a profª Mabel, voluntária da UNIESCON, procurou-me para pegar o material impresso para avaliação. Após um mês, deu-me a devolutiva com as orientações e incentivando dar continuidade ao trabalho.

Durante 2013, fui trabalhando na escrita, mas ao mesmo tempo sentia necessidade de vivenciar a nova tarefa no voluntariado da Associação Internacional de Parapsiquismo Interassistencial (ASSIPI) nas funções que assumi na época. Precisava de tempo para adquirir experiência para a terceira parte do livro e entender o trabalho de assistência indicado pelo *Amparador* após a aposentadoria.

Em julho de 2013, entreguei o material à editora para mais avaliações. Recebi parte da devolutiva em novembro. No mesmo dia, no final da tenepes, percebi a saída do amparador de função, mas o campo energético continuava intenso; sem me movimentar, pensei no que estaria para acontecer.

Aos poucos, um vulto foi surgindo a minha direita, identifiquei ser o *Amparador*, o árabe, ao mesmo tempo à minha esquerda havia uma bola de energia com certo brilho, cheia de pontos luminosos, piscando.

Comuniquei ao *Amparador, colocando-o a par do trabalho da escrita,* ter recebido o livro de volta, do incentivo e importância da publicação. Falou: *é sobre isso que precisamos conversar*. Fez um gesto com a mão direita, apontando para ele e em seguida para mim dizendo*: nós dois agora precisamos de ajuda, por isso estou aqui para lhe apresentar nossa amiga técnica na escrita*, estendendo o braço por cima de meu corpo, apontando para o lado esquerdo da poltrona, enquanto a bola de energia foi delineando um vulto de mulher. Lembrou ter sido ela a esboçar o modelo de livro através de minha irmã, em 2007, para inspirar o início da escrita, e agora seria a técnica a nos ajudar na acabativa da escrita.

Atualmente, estou percebendo a diferença entre o modo de atuar do *Amparador* e da amparadora *Escritora*. Ele chega no final dos 50min da tarefa energética para falar sobre algum assunto ou detalhe do livro. A amparadora *Escritora* chega a qualquer momento durante os 50min. A informação fica borbulhando na minha tela mental, não dando espaço para ficar focada na exteriorização das energias para, junto com a equipe extrafisica, realizar a assistência.

Percebo nesses momentos o amparador de função, que superintende a tarefa, autoriza uma pausa, anoto as informações a ocuparem meus pensamentos, permitindo, assim, voltar o foco para a assistência. Anoto e, imediatamente, retorno à mobilização básica de energias e estado vibracional. A sinalética energética confirma a volta do amparador de função e a tenepes retoma com energia potencializada.

Nos últimos tempos, percebendo o afastamento gradativo do *Amparador,* comecei a questionar por não ter conversado mais com ele sobre nosso relacionamento durante todo esse tempo, de não ter certeza de quem fomos no passado, qual nossa relação ou parentesco.

Em abril de 2014, após a segunda devolutiva da editora, também num final da tenepes, ainda imersa no campo energético, na escuridão dos olhos fechados, a poucos centímetros do meu rosto abriu-se um pequeno quadrado, lembrando uma janela e através dela podia enxergar por um ducto de energia vindo de dentro do meu cérebro, do paracérebro, semelhante a um raio laser, saindo pelo conduto lacrimal do olho direito.

Passei a visualizar a cena de uma mulher sentada de costas, folheando lentamente um álbum com fotografias de pessoas vestindo roupas antigas e claras. Nessas fotos, aparecia um homem junto a uma menina de uns dois anos, passando a ideia de pai e filha. À medida que ia folheando o álbum, a menina foi crescendo, passou por várias idades até a adulta. O homem permaneceu com a mesma idade, em torno dos 40 anos. A última folha foi movimentada lentamente e antes da fotografia aparecer, percebi e senti pela alteração da energia, que a mulher de costas folheando o álbum era eu. Voltei abruptamente para o corpo com a rememoração e a possibilidade dessas fotos serem minhas e do *Amparador*.

Entendi e fez sentido a projeção anterior, em que me via trabalhando num hospital junto com o *Amparador*, ambos médicos; ele, meu pai, na função de preceptor na Medicina, ensinando-me a trabalhar em emergências, mais com crianças. Na cena, estávamos recebendo pacientes politraumatizados, sangrando e com vários ferimentos, alguns com fratura exposta. No meio de um desses atendimentos, ouvimos um barulho ensurdecedor, tudo ficou escuro. Voltei para o corpo com repercussão daquele momento, taquicárdica, assustada, com a sensação de estar cheia de restos de escombros.

Intimamente, desde que comecei a escrita do livro, sei que o *Amparador* terminou seu compromisso, mas sinto também que, até o lançamento da obra, estará por perto. Ele se manifesta em momentos pontuais para alguma assistência ou para esclarecer alguma dúvida a respeito do que estou escrevendo.

Atualmente, percebo, com maior frequência, a presença da amparadora *Escritora* durante a revisão da escrita, inspirando a melhor maneira de colocar os fatos, e, em outras ocasiões, para pontuar detalhes esquecidos por mim, ou para sugerir alguma informação para melhor esclarecer.

No dia 05 de agosto de 2014, indo participar da Minitertúlia, na porta principal do *Tertuliarium* encontrei uma colega, também médica, e fomos conversando; assinei o livro de presença e abri a porta com a intenção de esperar a colega entrar. Fiz um leve movimento para a direita, a fim de segurar a porta aberta, quando, de repente, uma rajada de vento gelado bateu no meu rosto, ao mesmo tempo a porta fechou, batendo com força. Pensei: alguém chegou e quer ser percebido. Fiquei parada, sem me desconcentrar para não perder as parapercepções. Refleti sobre quem ou o que eu estava falando, ou pensando antes de chegar.

Fui descendo as escadas do *Tertuliarium* devagar. Lembrei então de, no caminho de casa até o pátio do CEAEC, estar rememorando informações da amparadora *Escritora*. No mesmo instante, a sinalética energética ativou. Mentalmente, questionei se seria de fato ela e o porquê da batida da porta. A sinalética intensificou-se confirmando a sua presença. Sentei no lugar de costume e comecei a anotar a vivência.

O Prof. Waldo estava conversando com a equipe de monitores, eram em torno de 8h20min da manhã. Quando parou de conversar, fez um movimento com os braços e disse estar recebendo banhos de energia, estendendo o braço e a mão em nossa direção para reverberar a energia.

Pergunta a uma tertuliana se identifica quem é. Ela pergunta se o Prof. Waldo pode falar de quem se trata. Sorrindo, olhando e apontando para mim, fala: *não sei, mas a nossa doutora acabou de chegar, quem sabe,* em seguida olha para a outra fila onde sentou a colega e diz: *tem outra doutora, temos duas hoje*. Essa confirmação de estar amparada só aumenta minha responsabilidade de assistir cada vez mais e melhor.

No final da escrita dete livro, a equipe da Editares pediu a capa do livro. Era o mês de janeiro e a amiga responsável pela capa estava de férias e não respondia aos e-mails. No final da tenepes fiquei pensando como poderia resolver a capa. Fico reflexiva, penso no Amparador e na Amparadora Escritora. Após algum tempo cochilei e escutei: *A capa voce já tem.* Respondi ainda não. Uma voz de homem lembra: *na capa você já tem o mosaico árabe.* Comentei: é só relevo com brilho. Então a voz fala: *o rapport com o seu Amparador você já tem, é so fazer um discreto sombreado e está pronto.* Levantei e mandei outro e-mail para a amiga e descrevi a capa conforme a orientação recebida. De manhã ela foi para a cidade e conseguiu acessar a informação. Comentou com uma amiga sobre a capa que estava elaborando e o pedido que estava fazendo. Sem comentar nada a amiga traz a revista Manual de Redação da Conscienciologia do Prof. Waldo Vieira. Abre aleatoriamente e o primeiro parágrafo que lê é sugerindo como deveria ser a capa do livro, que por sinal fechava perfeitamente. Era para valorizar o título.

Em 14 de julho de 2017 aconteceu o lançamento da primeira edição do livro em Foz do Iguaçu. Após as comemorações em, casa, no final da tenepes, agradeci ao Amparador por estar junto e me envolvido em energia apoiando o término da tarefa. De repente, um banho de energia e enxergo a barriga de uma mulher grávida e o feto boiando no liquido amniótico. No primeiro momento pensei ser uma urgência e comecei a exteriorizar energia. A imagem voltou e o bebê parecia bem, boiando com os cabelos pretos soltos se movimentando em ondas. Pensei: ele está bem e feliz. A imagem volta e o bebê para na altura do umbigo da mãe, olha e sorri. Sabia ser o Amparador, surpresa falei: como assim o sr. já está grande, pronto para nascer!.

Após esse dia a SEP, característica do Amparador, ficou muito tempo sem se instalar. Durante um atendimento na Preceptoria a SEP me fez lembrar a do Amparador e perguntei o que estava acontecendo. Como resposta escutei: *equipex.*

IV. Reciclagens

Em outubro de 2010, recebi o diagnóstico de uma doença e me afastei do trabalho no hospital por um ano. A partir disso, tudo mudou, uma mudança de destino aconteceu, deu a virada em minha vida. Teve início uma espécie de pós-graduação de vida, de minha própria vida. Reciclagens, reavaliações, reencontros e renovações passaram a fazer parte da rotina.

Minha irmã, possuidora de bom parapsiquismo, há algum tempo tinha a intuição de que algo não estava bem comigo. Aparentemente, estava num momento calmo, comparando com o início da carreira, trabalhando meio turno, com tempo para exercícios físicos, cuidando da dieta, lendo e estudando temas que me davam prazer, podendo viajar sem o estresse das trocas de plantão, antes necessárias para conseguir alguns dias de folga.

Minha irmã, certa manhã, após deixar sua filha no colégio, percebeu que estava reflexiva e predisposta a interagir com sua amparadora. Costuma chamá-la *de Mimosa* pela beleza e meiguice. Disse-me mais tarde que a amparadora *Mimosa* se aproximou e a convidou: *vamos ajudar tua irmã*?

Colocou-se disponível, buscando relaxamento íntimo e profundo. Após alguns momentos, viu-se levada para um laboratório extrafísico onde se encontravam dois homens, um paramentado de bioquímico, manipulando uma fórmula que parecia ser um floral. Minha irmã observou-o colocando um pó amarelo brilhante intenso em um vidro.

Após alguns questionamentos a respeito daquela medicação, olhando para eles, perguntou, para o que não estava paramentado de bioquímico, se era meu *Amparador*. Respondeu que sim. Ela então o lembrou de meu questionamento a respeito da homeopatia. Não tinha intenção de levar aquela medicação para mim, sabendo que não a tomaria.

O *Amparador* aproximou-se, abaixou-se e, quase encostando seu rosto no dela, teve a sensação de contato de seus cílios nos dele. Com esse estímulo, ampliou a lucidez e abriu a clarividência, mostrando a importância e a urgência da mensagem. Nesse momento, ele afirmou enfaticamente: *isso é para evitar complicações futuras.* Frase que me acompanhou durante o tratamento e acompanha até hoje. Sei ter sido um recado do *Amparador* para me dar autoconfiança e certeza de tudo correr bem.

Rapidamente, ela assimilou a informação e percebeu a gravidade. Procurou saber mais a respeito da patologia, ou a qual especialidade médica deveria procurar. Em resposta às suas indagações o *Amparador,* com o vidro contendo a medicação nas mãos, aproximou-se e, antes de passá-lo para ela, disse: *quando você entregar essa medicação, ela vai saber o que fazer.* Retornando desse transe, minha irmã trouxe na lembrança a fórmula que deveria mandar manipular.

No mesmo dia, ela e minha sobrinha me convidaram para ir à sua casa, ao final da tarde, pois tinham algo importante para me entregar. No momento em que contou a experiência do encontro com o *Amparador* e enxerguei o vidro com a medicação manipulada em sua mão, voltei a sentir uma angústia, aquela sensação de aperto no peito, já conhecidas.

Há uns três anos, um colega do hospital fazia, anualmente, exames de rotina. Toda vez, ao comentar a respeito do exame, uma sensação de aperto no peito, de angústia, apreensão, algo desagradável por acontecer se instalavam em mim, por isso lembrei dele no mesmo instante.

Hoje sei, com certeza, terem sido estas sensações uma senha, a tentativa do *Amparador* de me assistir, avisar para realizar o mesmo exame preventivo. Nessa época, não parei para analisar, decodificar aquelas sensações. Não pensei serem para mim, por não apresentar sintomas de alguma patologia, mas principalmente por me considerar portadora de boa saúde e não me colocar na postura de assistida.

Através dos episódios angustiantes desencadeados durante os relatos dos exames de meu colega e mais os momentos de incerteza vivenciados durante a quimioterapia, dei-me conta de ter dificuldade de me colocar disponível para ser assistida.

Durante minha vida profissional, procurei ficar disponível para o *Amparador,* facilitar a conexão com ele e receber as orientações que beneficiassem os outros. A princípio não fazia parte deste universo, não estava incluída para também receber assistência. Nessa época, estava fisicamente bem, julgava-me possuidora de boa saúde somática, consequentemente desvalorizando e não percebendo o esforço do *Amparador,* na tentativa de me inspirar para realizar o exame profilático.

No momento em que recebi o medicamento trazido por minha irmã, o *Amparador,* antecipadamente, orientou-a para minha sobrinha me telefonar diariamente, durante um certo tempo, para lembrar de tomar o medicamento conforme a orientação.

Durante uma semana, fui tomando a homeopatia e percebendo a energia impregnada em cada gota. Fiquei constrangida e frustrada por não ter identificado o esforço e o carinho do *Amparador* durante esse tempo, tentando passar a informação da necessidade de profilaxia que, na época, teria sido apenas um exame de rotina e, certamente, a patologia poderia ter sido evitada.

Mesmo com parapsiquismo, o inspirado pode ter dificuldades, limitações para entender a real orientação do amparo. Existem coisas que vivenciei e até hoje não entendo, não tenho uma resposta racional e ainda me questiono. Tive nessa ocasião a comprovação de que, quando o amparador não consegue a interação necessária com o assistido, ou este não decodifica a mensagem, a tentativa de informação, o amparador o faz através de outra pessoa de nossa confiança.

Sentia-me preparada para atuar junto com o *Amparador* na assistência às pessoas. Contudo, demorei a compreender que também fazia parte do universo de pessoas a serem assistidas. Assim sendo, retardei o momento de me predispor para receber assistência.

A partir do instante em que entendi isso, o *Amparador* tomou conta da situação e, de maneira ampla, organizou tudo em minha volta. Além de ter preparado o intrafísico para o tratamento cirúrgico, antecipadamente realizou uma paracirurgia, otimizando o campo e dando condições para o sucesso da equipe intrafísica.

O sentimento de gratidão por essa consciência que me acolheu e me acompanha desde sempre é incomensurável. Gratidão pela assistência incondicional, pela otimização das realizações evolutivas, pelo incentivo aos desafios maiores, pela intervenção desassediadora, pelo não estupro evolutivo, pela sinalização elucidadora, pelo alerta cosmoético, pelos encapsulamentos profiláticos, pela paracirurgia, pelos extrapolacionismos parapsíquicos vivenciados e pela perspectiva da assistência que se vislumbrava para o futuro.

Ele está sempre presente e, com paciência, entende minhas dificuldades e até minhas limitações na interação com ele. Sempre respeitou meus limites, minha falta de lucidez, de discernimento em determinados momentos, sem jamais ter desistido de mim. Reconheço e sou grata por ele investir tanto na tarefa do esclarecimento, apontando o melhor caminho para a evolução. Após entender esse meu traço dificultador, estou procurando aprofundar na autopesquisa, valorizando mais as parapercepções, trabalhar mais com assistência, investindo para desenvolver melhor o parapsiquismo na tentativa de diminuir o trabalho que dou aos amparadores e retribuir, fazendo asssistência com qualidade.

No dia da realização do exame, fui informada da patologia e da gravidade da doença. No primeiro momento, fiquei sem chão, com dificuldade de metabolizar a informação. A sinalética energética parapsíquica se instalou dando a certeza de não estar sozinha. Após banhos de energia e EVs espontâneos, de maneira fraterna e firme, o *Amparador* me lembrou: *não te desequilibre.* Essa orientação já me é familiar, pois devido à personalidade impulsiva, as emoções rapidamente entram em ebulição.

Consegui manter-me calma e, no dia de receber o resultado do anátomo-patológico, fui sozinha ao médico. Não sei por qual motivo, cheguei antes do horário marcado para a consulta. Na sala de espera vazia, procurei acalmar meus pensamentos, refletindo sobre o que estava acontecendo.

Trabalhando com as energias, tentei instalar um diálogo transmental e busquei conectar com o *Amparador*, na intenção de antecipadamente ter a confirmação da patologia e a possibilidade de ser uma lesão benigna. Depois de aproximadamente 40 minutos trabalhando com as energias, sem sua presença, entendi a gravidade da doença. Após esse entendimento, percebi a aproximação de energia confortante, acolhedora, confirmada pela sinalética energética parapsíquica.

Respeitosamente, pedi ao *Amparador* ajuda para manter o equilíbrio, a lucidez, o discernimento e organizar meus pensamentos para tomar a atitude correta. Durante a consulta, a médica me orientou sobre o que fazer e solicitou exames pré-operatórios. Num impulso e inspirada, perguntei se a cirurgia poderia ser feita por videoscopia. Aquela médica não fazia esse tipo de procedimento e me deixou livre para escolher outro profissional que utilizasse a técnica.

Saí do consultório com o resultado do exame, amparadamente calma. Fui ao endocrinologista, médico que conheço há mais tempo. Acolhendo-me carinhosamente, me apresentou uma lista de cirurgiões de sua confiança. O nome de um deles se destacou e este foi o escolhido. Meu amigo endócrino tentou marcar uma consulta e foi informado de que o médico de minha escolha estava em férias. Sugeriu-me escolher outro profissional. A sinalética energética parapsíquica já instalada se intensificou indicando e confirmando a primeira escolha.

No dia da primeira consulta com o cirurgião, e com todos os exames pré-operatórios em mãos, compareci acompanhada de minha sobrinha e de minha irmã que, com seu parapsiquismo, informou estar a paraequipe paracirúrgica ali presente e pronta para atuar. A presença dessa equipe ficou comprovada ao longo da consulta pelas atitudes e receptividade do médico, cirurgião especializado na técnica de cirurgia por videoscopia.

Em cada momento do processo de tratamento, foi muito reconfortante ter a certeza íntima de não estar sozinha. Além da companhia da família, irmãos, cunhadas e sobrinhos com suas energias acolhedoras, importantes para superar a doença, e da equipe médica com sua competência, paciência, compreensão e carinho, contei também com a presença fraterna e constante da consciência extrafísica, o *Amparador.* Com sabedoria, delicadeza e fraternidade me acolheu, tendo a palavra, a atitude e a conduta certa nos momentos mais críticos de insegurança, de medo e de dor.

A gratidão a todos é imensa, sem limites. Não tenho como explicar e agradecer pelo acolhimento. Conforme orientação do próprio *Amparador,* procurei desdramatizar a doença, não cair em sofrimento e tratá-la como mais uma ferramenta para promover reciclagens e conquistar ganhos evolutivos. Era uma megalição a aprender.

Um ano após a cirurgia e já tendo acabado a quimioterapia, foi realizado o primeiro exame de controle, sob anestesia. Na sala pré-procedimento, trabalhei com as energias até instalar o EV. Repeti o processo por umas quatro vezes. Intimamente estava evocando a presença do *Amparador* para me acompanhar durante o exame. Nesse instante, ocorreu uma emergência na sala de recuperação, fui tomada por uma onda de vergonha e constrangimento por perceber-me, naquele momento, estar pedindo para mim. Agradeci ao *Amparador* seu bom-senso, lucidez e discernimento de não alimentar minha dependência.

Após a realização do exame, já na sala de recuperação, escutei vozes e abri os olhos. Vi o cirurgião vindo em minha direção. Por um instante, com a sinalética energética parapsíquica instalada, seu rosto transfigurou-se no do *Amparador*, que me olhava com simpatia e sorriu para confirmar sua presença durante o exame.

Nas consultas de revisão, conversando sobre parapsiquismo com o cirurgião, comentou não entender de espiritualidade. Falei que apesar disso, era bom para dar passividade ao amparo. Ele respondeu que percebe quando é ajudado e admitiu não ser inteligente não aceitar essa assistência, já que beneficia os pacientes cirúrgicos.

V. Ressignificando a Vida

Seria prematuro falar em conclusão de um trabalho, se temos a consciência de que rumamos para novas séries de existências, evoluindo a cada renascimento, aprendendo mais e mais a cada vida. Toda e qualquer conclusão é relativa.

Após pedir demissão do trabalho no hospital, comecei a programar a ida para Foz do Iguaçu, onde se encontra o CEAEC. Meu projeto era otimizar a escrita deste livro, ter acesso ao material do Holociclo e Holoteca, aprender com os técnicos especializados na escrita e ficar mais perto do grupo evolutivo, principalmente do prof. Waldo.

No momento, estou voluntariando na Associação Internacional de Parapsiquismo Interassistencial (ASSIPI). Participo do Curso Preceptoria Parapsíquica, dos atendimentos ao Apoio Parapsíquico, da Preceptoria de grupo e desempenho a função de médica em alguns cursos. Estas atividades estão sendo um megalaboratório, permitindo preparar-me para a liderança interassistencial após a segunda dessoma.

A Medicina me preparou, deu a base, a vivência, o aprendizado para exercer a atual tarefa. Nesta mudança, o foco é o parapsiquismo, ferramenta que permite, através da leitura energética, decodificar o travão que dificulta a evolução das pessoas. Em outras situações, o aluno procura os cursos para superar traumas, desbloquear chacras para desenvolver a habilidade parapsíquica e qualificar a interassistência.

Neste momento, estou ressignificando minha vida e meu trabalho. Continuo com o atendimento às pessoas. A diferença é que, no atual contexto, a maior patologia é o assédio, que é a pessoa se intoxicar, se desequilibrar com a alteração da própria energia ou de outra consciência.

Para o desassédio, o esclarecimento junto com a orientação de como usar sua própria energia são sinérgicos e complementares. Fazem-se necessários para a obtenção de um bom resultado. Nesse tratamento, o remédio é o esclarecimento. Estimular e orientar o uso das energias dá sustentabilidade e manutenção à saúde física e consciencial.

Estou aprendendo a interagir, mantendo a atenção nas sutilezas do parapsiquismo para ficar conectada 24 horas do dia com a multidimensionalidade. Quando se está conectado e a intenção é a assistência, tudo fica mais fácil. Em relação ao parapsiquismo, o mais importante não é o fenômeno e sim entender a mensagem, o conteúdo desse fenômeno. O importante é estar atento, autoconhecer-se, é saber de que maneira o corpo funciona, para poder discernir o que é seu, o que é assimilação e o que vem do extrafísico.

É o parapsiquismo que nos possibilita desenvolver e entender estas parapercepções e interpretá-las. Temos de pensar sempre no parapsiquismo como uma função vital da conscin. Sem essa postura a pessoa não valoriza os sinais sutis que são informações vindas do extrafísico, ou seja, de amparador ou de guia extrafísico amaurótico. O parapsiquismo permite captar ou acessar informações, porque o amparador está sempre disponível para esclarecer, ajudar e assistir. Mas é inteligente apreender sua sutileza, conseguir diferenciar as particularidades que existem entre o que é da conscin e o que vem do amparador.

Percebo, em meu momento atual, como se o Cosmos me carregasse em seu fluxo, facilitando minhas tarefas. Tudo me leva para o lugar em que tenho de estar. Tudo à minha volta se organiza de modo a eu ter disponibilidade para o trabalho na assistência.

Reconheço, hoje, que ser profissional da saúde na área da Medicina não é a condição mais importante para mim. As farmácias estão cheias de medicamentos para a doença física e qualquer bom profissional técnico sabe receitar o medicamento na dose certa. Contudo, para trabalhar com a energia ainda há poucas pessoas. Usar a energia como sendo ferramenta para os diagnósticos e ensinar a utilizá-la para o tratamento do autodesassédio é que é a inovação, o desafio neste momento.

A cura da patologia consciencial depende da própria consciência. É ela que tem de se autodiagnosticar e reciclar para promover a cura. O tratamento eficaz depende de mudanças necessárias para eliminar o desconforto. E é isso que estou aprendendo: ajudar as pessoas a buscarem uma condição autônoma e saudável para si mesmas.

O outro não tem o poder de nos fazer felizes, de nos dar qualidade de vida, de nos fazer evoluir. A expertise nessa situação é aprender que cada um tem o remédio para a autocura, que é sua própria energia.

Reconheço a atual tarefa que estou iniciando, e ainda aprendendo ser um presente. Estou em processo de qualificação e capacitação para me tornar uma profissional da assistência multidimensional. Considero essa oportunidade uma grande especialização; este é o maior desafio de aprendizado nesta vida. Um trabalho focado no atendimento a conscins e consciexes.

Por outro lado, sou grata por ter tido uma família acolhedora que acreditou em mim e na abrangência dos fenômenos que relatava. Deu-me suporte para realizar parte da proéxis na profissão de médica. Por ter a assistência permanente do meu *Amparador,* que me ensinou a transformar a existência em um evento voltado para a assistencialidade e por ter, finalmente, encontrado as ideias avançadas da Conscienciologia, descartando em definitivo os dogmas e os infantilismos das religiões.

Há pouco tempo, no intervalo de um módulo para outro do curso Saúde Consciencial da Organização Internacional de Consciencioterapia (OIC), tive a inspiração de realizar um tipo de inventário, tanto daquele curso como de minha vida. Cheguei à conclusão de estar, no momento presente, atingindo o ponto de minha evolução de maior amadurecimento. Prova disso é que tenho todas as condições para me dedicar a trabalhar em prol da assistência, no papel de assistente mais qualificada.

Em vista disso, penso, não poderia guardar as experiências vivenciadas apenas para mim e para o meu grupocarma. Espero que as possibilidades expostas aqui façam eco nas mentes abertas que estão buscando encontrar o caminho da evolução. Nesse contexto de busca, coloco como lembrete, que é também um guia de conduta, a adaptação da máxima conscienciológica do princípio da descrença, por cujo crivo toda consciência indagadora deve filtrar os fenômenos que lhe ocorrem:

Não acredite em nada, nem mesmo
no que você leu neste livro.
Tenha suas próprias experiências.

VI. Amparo de Função

Ao longo da presente narrativa, tenho mostrado como se dá a vivência prática do parapsiquismo no meu cotidiano, em diversas situações. Percebo que os fenômenos ocorridos no desenrolar de minha profissão de médica representaram um apanhado dos parafenômenos com os quais tenho convivido.

A presença do *Amparador*, sempre ao me encontrar diante de um grande impasse, traz consigo indicações sobre a melhor conduta a ser tomada e, na profissão, a certeza de que o diagnóstico, elaborado por mim, orientado e inspirado por ele, está correto. Assim foi durante toda a minha vida. Não lembro de ter tomado uma decisão incorreta ou um diagnóstico que viesse colocar a vida de alguém em perigo. Coube a mim, com lucidez e discernimento, traduzir essa orientação e fazer o movimento para colocá-la em prática, a favor do assistido.

Muitas vezes, não damos o devido valor ao que estamos realizando, nem mesmo à assistência prestada. Esquecemos que o amparador de função está ao nosso lado fazendo força para trabalhar, mas, devido à nossa baixa autoestima e desvalia, não valorizamos seu investimento, e com isso atravancamos a evolução não somente nossa, mas do amparador, que tem uma tarefa a realizar e também precisa evoluir. O aprendizado é de mão dupla, ambos crescem, ambos aprendem. O *Amparador* está preparando sua ressoma nesta dimensão. À semelhança do tenepessista que prepara sua dessoma para assumir a realidade extrafísica com mais dignidade e preparo.

Neste inventário de vida, posso comprovar que trabalhar com amparo, com Cosmoética assistencial, é possível, e, mais que isso, é extremamente compensador. A assistência é ampliada e qualificada a partir do desenvolvimento da comunicação e do entrosamento com a equipe extrafisica.

Ver por clarividência uma colônia de bactérias com os próprios paraolhos, acompanhar sua trajetória danosa na corrente sanguínea de um corpo humano parece, a princípio, impossível. Contudo, o desenvolvimento e a prática do parapsiquismo nos propiciam tais habilidades. Indo mais além, com a exteriorização de energia consciencial, no papel de energizador lúcido, podemos, sim, potencializar a força de um medicamento, no caso, um antibiótico. O medicamento dinamizado com a força da energia é capaz de destruir a bactéria invasora com muita eficácia, rapidez e precisão.

Por outro lado, durante os mais de 30 anos dedicados ao trabalho no consultório e no hospital, convivendo diariamente com a equipe de saúde de maneira geral, médicos, residentes, enfermeiros, assistentes sociais, psicólogos, faxineiros, os próprios pacientes e outros, nem sempre tive espaço para manifestar e vivenciar o parapsiquismo abertamente. Ainda na faculdade, eu me empenhava em escondê-lo com receio da incompreensão que poderia comprometer minha formação. Durante a vida profissional, quando o parapsiquismo se acentuou, ao partilhar a minha proéxis com a do *Amparador*, os fenômenos ficaram mais frequentes e também mais evidentes. Passei a despender muita energia para não deixar que transparecessem.

Penso ter conseguido, com o tempo, trabalhando com parapsiquismo, estimular alguns colegas a refletirem e entenderem minhas parapercepções e o quanto devemos valorizá-las para assistir melhor. O lado bom disso tudo é que isso permitia às pessoas, no meu entorno, pensarem sobre a importância do amparo de função.

No momento estou morando em Foz do Iguaçu onde se encontra o Centro de Altos Estudos da Consciência (CEAEC), morando num condomínio da Conscienciologia. Voluntariando na ASSIPI, trabalhando no Apoio Parapsíquico e nas Preceptorias, com o objetivo de preparar minha próxima vida. O propósito é voltar a ser médica e dar aula de parapsiquismo numa faculdade de Medicina.

Como mencionei anteriormente, é preciso a pessoa *querer* desenvolver o parapsiquismo. Em meu caso, foi uma capacidade inata e tive a sorte de ter a família receptiva às minhas ideias, permitindo desenvolver este atributo. Com isso foi possível beneficiar e prestar assistência qualificada e adequada para cada situação. A prática bioenergética, até alcançar o domínio das energias, pode ser o início, na vida de qualquer conscin, de significativo avanço em sua evolução, pois alavanca o potencial que todos temos de vivenciar: a multidimensionalidade, cuja magnitude, insuspeitada pela maioria, já é vislumbrada por muitos. Basta querer e se predispor a desenvolver essa habilidade.

Glossário

***Acoplamentarium*:** É a base intrafísica ou Laboratório multidimensional, tecnicamente preparado para potencializar manifestações parapsíquicas da consciência por intermédio da técnica do acoplamento energético e da clarividência facial.

Acoplamento: É a interfusão de energias entre duas ou mais consciências humanas.

Amizade Raríssima: é o sentimento fiel, recíproco, de afeição, simpatia, estima ou ternura entre conscins, de modo elevado e singular, no qual a atração do convívio mentalsomático, ou do paracorpo do autodiscernimento, ultrapassa a atração do convívio afetivo comum, em patamar evolutivo além das ligações por laços de família ou por atração sexual.

Amparador: Consciex auxiliadora de uma ou de várias conscins; benfeitor extrafísico. Expressões equivalentes, arcaicas, desgastadas e envilecidas pelo emprego continuado: *anjo da guarda; anjo guardião; anjo de luz; guia; mentor.*

Anticosmoética: Procedimento imaturo no qual a consciência infringe consciente ou inconscientemente os princípios universais corretos e evolutivos da cosmoética, agindo de modo indigno, antifraterno, marginal ou criminoso com efeitos patológicos ou dolosos.

Arco Voltaico: *É a técnica assistencial de transmissão de energias conscienciais a partir da imposição das mãos (palmochacras) do* assistente sobre a cabeça (hemisférios cerebrais) da pessoa assistida sem *tocar no soma, buscando eliminar bloqueios de energias gravitantes e predispor à* homeostase holossomática.

Assédio: Interfusão pensênica interconsciencial, doentia.

Assimilação: É a assimilação simpática de energias conscienciais (ECs), pela vontade, ou o ato básico de absorver temporariamente as energias conscienciais de outrem e perscrutar-lhe condições holossomáticas, parafisiológicas e parapatológicas, não raro com a decodificação espontânea do conjunto de pensenes de outra ou até mesmo de outras consciências.

Aura: Campo de natureza desconhecida, com algumas características magnéticas, de aparência luminosa para os indivíduos parapsíquicos, em certas oportunidades, com variações de cores e mobilidade ligada provavelmente à energia do campo e às atividades e pensamentos do que esteja sendo envolvido como seres vivos, objetos físicos e até consciex.

Autorrevezamento Consciencial: Condição avançada em que a consciência evolui entrosando uma existência intrafísica com outra, consecutivamnente, ao modo dos elos de uma cadeia (seriéxis), dentro do seu ciclo multiexistencial (holobiografia)

Autoassédio: Condição ou estado da conscin emocional, intelectual e energeticamente predisposta a se molestar autopensenicamente, com insitência importuna e patológica sobre si mesma, sem qualquer higiene consciencial nem autodisciplina ideativa, constituindo o embasamento para todo tipo de heteroassédio.

CEAEC: Centro de Altos Estudos da Conscienciologia, localizado em Foz de Iguaçu, PR. É uma instituição dedicada ao ensino e pesquisa da ciência Conscienciologia.

Chacras: Núcleo ou campo limitador de energia consciencial, cujo conjunto constitui basicamente o energossoma, paracorpo energético dentro do soma, fazendo a junção com o psicossoma, atuando como ponto de conexão pelo qual a energia consciencial flui de um veículo consciencial para outro.

Ciclo Multiexistencial Pessoal: sistema ou condição de alternância contínua, em nosso nível evolutivo médio, de um período de renascimento intrafísico (seriéxis) com outro período pós-desativação do soma, extrafísico, ou intermissão.

Clariaudiência: É a faculdade de ouvir sons, ruídos, palavras sem a utilização do sentido da audição física comum. É aquela voz que aparece dentro de nosso cérebro, vinda do extrafísico.

Clarividência: É a capacidade ou percepção visual que permite ver realidades extrafísicas, ou cenas distantes. Permite a apreensão de informações sobre determinado objeto, assunto, pessoa, acontecimento, sem o uso dos órgãos dos sentidos físicos. Possibilita perceber as energias das pessoas (aura) ou as energias de consciex que estejam em outra dimensão. Clarividência aumenta o conhecimento e a vivência prática sobre o que ocorre ao nosso redor e nas múltiplas dimensões.

Clarividência viajora: É a percepção visual a distância, permitindo observar ou captar informações, imagens ou cenas, em um local físico a distância ou de outras dimensões.

Comunicação Transmental: É a transmissão ou comunicação extrassensorial de pensamentos e sensações, a distância, entre duas ou mais pessoas.

Consciência livre (CL): Consciência extrafísica (consciex) que se libertou definitivamente (desativação) do psicossoma ou paracorpo emocional, e das fieiras dos renascimentos intrafísicos, situada na *hierarquia evolutiva* depois do *Homo sapiens serenissimus.*

Conscienciologia: É a Ciência que estuda a consciência de modo integral, holossomático, multidimensional, multimilenar, multiexistencial e, sobretudo, conforme as suas reações perante as EIs e as ECs, bem como em seus múltiplos estados.

Conscin: É o neologismo utilizado na Conscienciologia e na Projeciologia para designar a consciência que possui o corpo físico e se manifesta na dimensão física.

Consciex: Consciência extrafísica; o paracidadão ou paracidadã da Sociex. Sinônimo envilecido pelo uso: *desencarnado.*

Consréu: É aquela consciência extrafísica de paragenética patológica, compulsoriamente deslocada por atuação das reurbanizações.

Cosmoética: É o conjunto de normas universais aplicadas ao estudo da ética, ou moral cósmica, multidimensional, transcende a moral social intrafísica. É o conjunto de valores que regulam a conduta da consciência em todas as dimensões em que se manifesta, desenvolvido ao longo de múltiplas seriéxis a partir de vivências pessoais.

Curso Intermissivo: Conjunto de disciplinas e experiências teáticas administradas à consciex, depois de determinado nível evolutivo, durante o período da intermissão consciencial, dentro do seu ciclo de existências pessoais, objetivando o completismo consciencial (compléxis) da próxima seriéxis.

Desassédio: Ato ou efeito de neutralizar a condição da intrusão pensênica entre as consciências.

Descoincidência: Condição parapsíquica da conscin em que a mesma se percebe com o psicossoma fora do estado da coincidência em plena vigília física ordinária, sem se sentir completamente integrada ao soma, gerando a intensificação de parapercepções e fenômenos energéticos e parapsíquicos.

Dessoma: Desativação somática, próxima e inevitável para todas as conscins: projeção final; primeira morte; morte biológica; monotanatose. A dessoma (simplesmente) ou primeira dessoma é a desativação do corpo humano ou soma. A segunda dessoma é a desativação do energossoma. A terceira dessoma é a destivação do psicossoma.

ECP1: Curso de Extensão em Conscienciologia e Projeciologia1.

ECP2: Curso de Extensão em Conscienciologia e Projeciologia 2.

Ectoplasma: É uma substância psíquica, amorfa, sutil, produzida pelas células do corpo humano. O ectoplasma é frio, gelatinoso, sensível à luz. Quando exteriorizado é como uma névoa e esfria muito o ambiente ao redor das pessoas que o produzem. É uma energia densa usada para assistência e efeitos físicos.

Encapsulamento: Isolamento assistencial e a anulação energética, temporária, das manifestações pensênicas – notadamente energéticas, intrusivas ou assediadoras - de 1 ou mais consciências, conscins e ou consciexes enfermas, ao modo dos isolamentos sanitários existentes nos hospitais de doenças infectocontagiosas com internados que apresentam alto poder de contaminção doentia, radiativa ou tóxica.

Energossoma: É o conjunto das energias conscienciais estruturadoras das conexões entre o psicossoma e o soma da conscin (consciência intrafísica).

Epicon: Epicentro consciencial; conscin chave do epicentrismo operacional, que se torna um fulcro de lucidez, assistencialidade e construtividade interdimensional. Tem relação direta com a tenepes ou tarefa energética pessoal.

Estado Vibracional (EV): Condição técnica de dinamização máxima das energias do holochacra, através da impulsão da vontade.

Extrafísico: Relativo àquilo que esteja fora ou além do estado intrafísico ou humano, estado consciencial menos físico do que o soma.

Força Presencial: É o magnetismo ou a eletricidade humana derivada da psicosfera ou do holopensene específico da pessoa, compondo o conjunto de manifestações pensênicas, holossomáticas, notadamente com energias conscienciais exteriorizadas, de modo consciente ou inconsciente, influenciando cosmoética ou anticosmoeticamente esta e outras dimensões conscienciais.

Frontochacra: Chacra, ponto de energia localizado entre as sobrancelhas.

Grupocarma: Princípio de causa e efeito, atuante na evolução da consciência, quando centrado no grupo evolutivo. Estado de livre-arbítrio individual, quando ligado ao grupo evolutivo.

Heteroassédio: Condição ou estado da conscin emocional, intelectual e energeticamente submissa ao assédio ou insistência impertinente de outra consciência inconsciente, energívora, ou consciente e mal-intencionada.

Holopensene: (*holo*: *pen + sen +ene*) Pensenes agregados ou consolidados. Sinônimo envilecido pelo uso: egrégora. Esta palavra gera resistência em larga faixa dos leitores sérios das ciências.

Holossoma: Conjunto de veículos de manifestação da conscin: soma, holochacra, psicossoma e mentalsoma; e da consciex: psicossoma e mentalsoma.

Heteroscopia: Faculdade e ato de a consciência projetada ver o interior do corpo humano, órgãos e fenômenos da vida vegetativa de outras pessoas ou animais.

IIPC: Instituto Internacional de Projeciologia e Conscienciologia – É uma Instituição de estudo e pesquisa científica.

Intraconsciencialidade: Qualidade das manifestações específicas da intimidade da consciência.

Macrossoma: *(macro+ soma)* Soma fora de série ou supermaceteado para a execução de uma proéxis específica.

Mentalsoma: Corpo mental; o paracorpo do discernimento da consciência.

Multidimensionalidade: Poder atuar em diversas dimensões.

Nucalchacra: O chacra localizado na região da nuca.

Olorização: É a percepção de olores de origem extrafísica, produzidos a partir da exteriorização de ectoplasma. É a materialização de um perfume, remédio, antisséptico, enfim de uma fragrância específica, quase sempre visando uma assistência.

Orientador Evolutivo: Evoluciólogo é a consciência coadjutora da coordenação inteligente da proéxis ou da evolução consciencial de uma ou mais consciências do mesmo grupocarma. Condição evolutiva entre o ser desperto e o serenão.

Paradigma Consciencial: Teoria-líder da Conscienciologia fundamentada na própria consciência. É o modelo capaz de abranger e explicar a complexidade das manifestações conscienciais. Propõe uma nova forma de interpretar os fatos e apontar o direcionamento mais apropriado para as pesquisas da Conscienciologia.

Parapsiquismo: Transcendentalidade. Engloba todos os fenômenos que possibilitam ao indivíduo a atuação interdimensional

Pensene: O pensene é uma conjunção indissociável, composta por *pen-sen-ene*, ou seja, *pen* – o pensamento, *sen* – o sentimento, *ene* – a energia.

Policarma: Princípio de causa e efeito, atuante na evolução da consciência, quando centrado no senso e vivência da maxifraternidade cósmica, além do egocarma e do grupocarma.

Precognição: Faculdade perceptiva pela qual a consciência plenamente projetada para fora do corpo humano, fica conhecendo fatos indeterminados vindouros, inclusive objetos, cenas e formas distantes, no tempo futuro. Conhecimento antecipado de um fato não ocorrido.

Proéxis: Programação existencial específica de cada conscin em sua seriéxis, no caso, existência intrafísica.

Projeciologia: Ciência que estuda as projeções da consciência e seus efeitos, inclusive as projeções das energias conscienciais (ECs) para fora do holossoma. É uma especialidade da Conscienciologia.

Projeção Consciente: Experiência fora do corpo da conscin com autolucidez.

Psicosfera: O campo de ECs de cada conscin, podendo ser percebido em torno do holossoma. Aura

Psicossoma: Paracorpo emocional da consciência; o corpo objetivo da conscin.

Recin: É a reciclagem existencial intrafísica, intraconsciencial ou renovação cerebral da conscin através da criação de novas sinapses ou conexões interneuronais capazes de permitir o ajuste da proéxis, a execução da recéxis, a invéxis, a aquisição de ideias novas, os neopensenes, os hiperpensenes e outras conquistas neofílicas da consciência humana automotivada.

Ressoma: É a ativação de um novo soma por uma consciência, a fixação temporária da consciência a um corpo físico por meio das ligações energéticas do energossoma.

Retrocognição: Faculdade perceptiva pela qual a conscin fica conhecendo fatos, cenas, formas, objetos, sucessos e vivências pertencentes ao tempo passado distante, comumente relacionados com a sua holomemória.

Seriéxis: Seriação existencial evolutiva da consciência; existências sucessivas; renascimentos intrafísicos em série.

Sinalética Energética Parapsíquica: É a existência, identificação, registro e emprego autoconsciente dos sinais anímicos, energéticos, parapsíquicos e personalíssimos, ou a percepção transcendente, indiscutível, autopersuasiva e autoconfirmadora da presença de consciex ou de ocorrências extrafísicas. Tais sinais permitem a leitura ou interpretação dos fatos multidimensionais.

Soma: Corpo humano; o corpo do indivíduo do reino *Animal*, *filo Cordata*, *classe Mamíferos*, ordem *Primatas*, família *Hominídia*, gênero *Homo*, espécie *Homo sapiens*, o mais elevado nível de animal sobre este Planeta; apesar do exposto, o veículo mais rústico do holossoma da consciência humana.

Tares: Tarefa do esclarecimento, ou vivência alerta da assistencialidade racional, libertária, científica e cosmoética, no mais alto grau, a favor das consciências.

Telepatia: É a habilidade de adiquirir informação acerca dos pensamentos, sentimentos ou atividade de outro ser consciente, sem o uso de ferramentas tais como linguagem verbal, corporal, de sinais ou a escrita.

Tenepes: Tarefa energética pessoal, diária, multidimensional, com assistência permanente de amparadores, a longo prazo ou para o restante da vida intrafísica. Expressão popular: *passes para o escuro.*

Tertuliarium: Laboratório técnico desenvolvido especialmente para a realização das Tertúlias Conscienciológicas. Debates de ponta da Conscienciologia, realizadas pelo prof. Waldo Vieira, propositor das ciências Conscienciologia e Projeciologia.

Tertúlia Conscienciológica: São *Curso de longo curso* da Conscienciologia.

Trafar: Traço-fardo da personalidade da conscin, componente negativo da estrutura do microuniverso consciencial que a consciência ainda não consegue desvencilhar-se até o momento.

Trafor: Traço-força da personalidade da conscin; é o componente positivo da estrutura do microuniverso consciencial que impulsiona a evolução da consciência.

Transe Parapsíquico: É o estado de alteração da consciência, quando o indivíduo dá passividade mental, muscular e entra em condição de descoincidência dos veículos de manifestação, permitindo o uso do holossoma, para expressar a vontade da consciex ou conscin projetada. É o estado alterado da consciência para produção dos fenômenos parapsíquicos.

Verbação: Interação prática do verbo e da ação no comportamento coerente da consciência; resultado da palavra ratificada pelo exemplo através dos testemunhos vividos pela conscin.

GLOSSÁRIO MÉDICO

Apendicite: É uma inflamação do apêndice intestinal.

Acidente Vascular Cerebral: É caracterizado pela perda rápida de função neurológica, decorrente do entupimento (isquemia) ou rompimento (hemorragia) de vasos sanguíneos.

Epilepsia: É um distúrbio cerebral ocasionado por descargas elétricas anormais tendo como característica principal a recorrência de crises convulsivas, podendo variar sua característica fisiopatológica de acordo com a área do cérebro afetada.

Mal de Pott: É uma forma de apresentação de tubérculos extrapulmonar, em que a coluna vertebral é afetada.

Meningococcemia: É uma infecção bacteriana aguda, causada pela Neisséria Meningitidis, podendo ou não cursar com meningite bacteriana.

SARA: Quadro de lesão pulmonar aguda, associada a um edema pulmonar agudo, não hidrostático e hipoxemia severa. Há lesão grave da unidade alvéolo-capilar, chegando à necrose alveolar difusa.

Síndrome de Guillain-Barré: É uma polirradiculoneurite e costuma ocorrer comprometimento difuso das raízes nervosas. O déficit motor, de instalação súbita, assume um caráter ascendente com distribuição simétrica. Pode chegar à parada respiratória.

Síndrome de Münchhausen por procuração: É uma doença psiquiátrica. Uma forma de abuso infantil. Ocorre quando um parente, quase sempre a mãe, simula ou produz doença no filho. É um comportamento considerado compulsivo. Os atos são voluntários, conscientes, intencionais e premeditados. A mãe provoca sintomas em seu filho para que ele seja considerado doente, intoxicando-o com medicamentos, substâncias estranhas, injeta material contaminado na criança, provocando graves infecções e, às vezes, até a morte. Pode mudar o resultado de exames, alterando ou contaminando o material coletado para análise, colocando a vítima em risco. O cuidador pode estar em busca de atenção, porque sofreu abuso, perdeu os pais quando criança, por estresse, separação ou outro problema familiar. Geralmente o agressor é uma pessoa carente de atenção.

Tétano: Infecção grave causada pela toxina de uma bactéria, Clostridium Tetani, que entra no organismo por lesão de pele provocando a infecção.

Referências Bibliográficas

01. **Medeiros,** Rodrigo; ***Clarividência: Teoria e Prática;*** pref. Nanci Trivellato; revisores Cristina Pimentel; *et al.;* 208 p.; 10 caps.; 21 *E-mails;* 17 enus.; 1 foto; 26 ilus.; 1 microbiografia; 11 técnicas; 18 *websites;* 73 refs.; alf.; 23,5x 16 cm; br.; *Associação Internacional Editares;* Foz do Iguaçu, PR; 2012; páginas 63 a 80.

02. **Vieira,** Waldo: ***Enciclopédia da Conscienciologia;*** revisores: Equipe de Revisores do Holociclo - CEAEC; 772 p.; 80 abrevs.; 1 biografia; 1 *CD-ROM;* 240 contrapontos; cronologias; 35 *E-mails;* 4 endereços; 961 enus.; estatísticas; 2 filmografias; 1 foto; 240 frases enfáticas; 5 índices; 574 neologismos; 526 perguntas; 111 remissiologias; 12 siglas; 15 tabs.; 6 técnicas; 12 *websites;* 201 refs.; 1 apênd.; alf.; estrang.; geo.; ono.; tab.; 28 x 21 x 4 cm; enc.; Ed. Protótipo–Avaliação das Tertúlias; *Associação Internacional do Centro de Altos Estudos da Conscienciologia* (CEAEC); & *Associação Internacional Editares;* Foz do Iguaçu, PR; 2006; páginas 140, 154, 202, 210, 259, 341, e 681.

03. **Idem;** ***Homo sapiens pacificus;*** revisores Equipe de revisores do Holociclo; 1.584 p.; 24 seções; 413 caps.; 403 abrevs.; 38 *E-mails;* 434 enus.; 483 estrangeirismos; 1 foto; 37 ilus.; 168 megapensenes trivocabulares; 1 microbiografia; 36 tabs.; 15 *websites;* glos. 241 termos; 25 pinacografias; 4103 musicografias; 24 discografias; 20 cenografias; 240 filmes; 9.625 refs.; alf.; geo.; ono.; 29 x 21,5 x 7 cm; 3ª Ed. Gratuita; *Associação Internacional do Centro de Altos Estudos da Conscienciologia* (CEAEC) & *Associação Internacional Editares;* Foz do Iguaçu, PR; 2007; páginas 650 e 872.

04. **Idem;** ***Homo sapiens reurbanisatus;*** revisores Equipe de Revisores do Holociclo; 1.584 p.; 24 seções; 479 caps.; 139 abrevs.; 12 *E-mails;* 597 enus.; 413 estrangeirismos; 1 foto; 40 ilus.; 1 microbiografia; 25 tabs.; 4 *websites;* glos. 241 termos; 3 infográficos; 102 filmes; 7.665 refs.; alf.; geo.; ono.; 29 x 21 x 7 cm; enc.; 3ª Ed. Gratuita; *Associação Internacional do Centro de Altos Estudos da Conscienciologia* (CEAEC); Foz do Iguaçu, PR; 2004; páginas 124 a 162.

05. **Idem**; ***Manual da Proéxis: Programação Existencial;*** revisores Alexander Steiner; Cristiane Ferraro; & Kátia Arakaki; 174 p.; 40 caps.; 32 *E-mails;* 86 enus.; 1 foto; 1 microbiografia; 5 *websites;* 17 refs.; alf.; 21 x 14cm; br.; 3ª Ed.; *Instituto Internacional de Projeciologia e Conscienciologia* (IIPC); Rio de Janeiro, RJ; 2003; página 17 a 19.

06. **Idem**; ***Manual da Tenepes: Tarefa Energética Pessoal;*** revisor Alexander Steiner; 138 p.; 34 caps.; 147 abrevs.; 1 *E-mail;* 52 enus.; 1 foto; 1 microbiografia; 1 tab.; 1 teste; glos. 282 termos; 5 refs.; alf.; 21 x 14 cm; br.; 2ª Ed.; *Instituto Internacional de Projeciologia;* Rio de Janeiro, RJ; 1996; páginas 27 a 38.

07. **Idem**; ***Projeciologia: Panorama das Experiências da Consciência Fora do Corpo Humano;*** revisores Alexander Steiner; *et al.;* 1.248 p.; 18 seções; 525 caps.; 150 abrevs.; 16 *E-mails;* 1.156 enus.; 1 escala; 1 foto; 3 gráfs.; 42 ilus.; 1 microbiografia; 1 sinopse; 2 tabs.; 2 *websites;* glos. 300 termos; 2.041 refs.; alf.; geo.; ono.; 28 x 21 x 7 cm; enc.; 5ª Ed. rev. e aum.; *Instituto Internacional de Projeciologia e Conscienciologia* (IIPC); Rio de Janeiro, RJ; 2002; páginas 785 a 810.

08. **Idem**; ***Projeções da Consciência: Diário de Experiências Fora do Corpo Físico;*** revisor Alexander Steiner; 288 p.; 60 caps.; 60 cronologias; 34 *E-mail;* 5 enus.; 1 foto; 1 microbiografia; 1 questionário projetivo; 11 *websites;* glos. 24 termos; alf.; 21 x 14 cm; br.; 8ª Ed,; rev.; *Associação Internacional Editares;* Foz do Igauçu, PR; 2008; página 188.

09. **Idem**; ***700 Experimentos da Conscienciologia;*** 1.058 p.; 40 seções; 100 subseções; 700 caps.; 147 abrevs.; 1 cronologia; 100 datas; 1 *E-mail;* 600 enus.; 272 estrangeirismos; 2 tabs.; 300 testes; glos. 280 termos; 5.116 refs.; alf.; geo.; ono.; 28,5 x 21,5 x 7 cm; enc.; *Instituto Internacional de Projeciologia;* Rio de Janeiro, RJ; 1994; página 432.

10. **Zolet**, Lílian; & **Buononato,** Flávio; Org.; ***Manual do Acoplamentarium;*** revisores Antonio Pitaguari; *et al.;* 160 p.; 1 *E-mail;* 63 enus.; 24 fotos; 8 gráfs.; 27 ilus.; 64 pesquisadores de fenômenos parapsíquicos; 8 planilhas para autopesquisas; 5 tabs.; 151 taxologia dos sinais energéticos; 1 *website;* glos. 171 termos; 16 filmes; 808 refs.; 6 anexos; 28 x 21 cm; br.; *Associação Internacional do Centro de Altos Estudos da Conscienciologia* (CEAEC); Foz do Iguaçu, PR; 2012; páginas 128 e 129.

Índice Remissivo

A

B

C

D

E

F

N

O

P

Q

R

Instituições Conscienciocêntricas (ICs)

ICs. As *Instituições Conscienciocêntricas* (ICs) são organizações cujos objetivos, metodologias de trabalho e modelos organizacionais estão fundamentados no *Paradigma Consciencial.* A atividade principal das ICs é apoiar a evolução das consciências através da *tarefa do esclarecimento* pautada pelas *verdades relativas de ponta,* encontradas nas pesquisas no campo da Ciência Conscienciologia e especialidades.

Voluntariado. Todas as Instituições Conscienciocêntricas são associações independentes, de caráter privado, sem fins de lucro e mantidas predominantemente pelo trabalho voluntário de professores, pesquisadores, administradores e profissionais de diversas áreas.

CCCI. O conjunto das Instituições Conscienciocêntricas e dos voluntários da Conscienciologia no planeta compõe a *Comunidade Conscienciológica Cosmoética Internacional* (CCCI) formada atualmente por 24 ICs, incluindo a *Associação Internacional Editares.*

AIEC – Associação Internacional para Expansão da Conscienciologia

Fundação: 22/04/2005
Sede: Av. Felipe Wandscheer, 6.200, sala 111, Cognópolis
Foz do Iguaçu, Paraná, Brasil, CEP: 85856-750
Tel.: +55 (45) 2102-1411
Site: www.worldaiec.org
Contato: aiec.comunicacao@gmail.com
Campus Discernimentum: Av. Felipe Wandscheer, 6.200, sala 201
Cognópolis, Foz do Iguaçu, Paraná, Brasil, CEP: 85856-750
Tel.: +55 (45) 2102-1400
Contato: contato@discernimentum.org

APEX – Associação Internacional da Programação Existencial

Fundação: 20/02/2007
Sede: Rua da Cosmoética, 1.635, Cognópolis, Caixa Postal 921, Centro
Foz do Iguaçu, Paraná, Brasil, CEP: 85853-755
Tel.: +55 (45) 3525-2652 – Fax: +55 (45) 3525-5511
Site: www.apexinternacional.org
Contato: contato@apexinternacional.org

ARACÊ – Associação Internacional para Evolução da Consciência

Fundação: 14/04/2001

***Campus* ARACÊ:** Rota do Conhecimento, Km 7, acesso pela BR-262 Km 87, Distrito de Aracê, Domingos Martins, Espírito Santo, Brasil

Endereço para correspondência: Caixa Postal 110, Pedra Azul Domingos Martins, Espírito Santo, Brasil, CEP: 29278-000

Tel.: +55 (27) 9739-2400

Site: www.arace.org

Contato: associacao@arace.org

ASSINVÉXIS – Associação Internacional de Inversão Existencial

Fundação: 22/07/2004

***Campus* de Invexologia:** Av. Maria Bubiak, 1.100, Cognópolis Foz do Iguaçu, Paraná, Brasil, CEP: 85853-728

Tel.: +55 (45) 3525-0913

Site: www.assinvexis.org

Contato: contato@assinvexis.org

ASSIPI – Associação Internacional de Parapsiquismo Interassistencial

Fundação: 29/12/2011

Sede: Av. Felipe Wandscheer, 6.200, sala 212, Cognópolis Foz do Iguaçu, Paraná, Brasil, CEP: 85856-750

Tel.: +55 (11) 2102-1421 – VOIP: +55 (45) 4053-9818

Site: www.assipi.org

Contato: assipi@assipi.com

CEAEC – Associação Internacional do Centro de Altos Estudos da Conscienciologia

Fundação: 15/07/1995

Sede: Rua da Cosmoética, 1.635, Cognópolis, Caixa Postal 921, Centro Foz do Iguaçu, Paraná, Brasil, CEP: 85853-755

Tel.: +55 (45) 3525-2652 – Fax:+55 (45) 3525-5511

Site: www.ceaec.org

Contato: ceaec@ceaec.org

COMUNICONS – Associação Internacional de Comunicação Conscienciológica

Fundação: 24/07/2005

Sede: Av. Felipe Wandscheer, 6.200, sala 206, Cognópolis

Foz do Iguaçu, Paraná, Brasil, CEP: 85856-750

Tel.: +55 (45) 2102-1409

Site: www.comunicons.org.br

Contato: comunicons@comunicons.org

CONSCIUS – Associação Internacional de Consciencimetria Interassistencial

Fundação: 24/02/2006

Sede: Av. Felipe Wandscheer, 6.200, casa 352, Cognópolis

Foz do Iguaçu, Paraná, Brasil, CEP: 85856-750

Tel.: +55 (45) 2102-1460

Site: www.conscius.org.br

Contato: conscius@conscius.org.br

CONSECUTIVUS – Associação Internacional de Pesquisas Seriexológicas e Holobiográficas

Fundação: 14/12/2014

Sede: Av. Felipe Wandscheer, 6.200, Casa 351, Cognópolis

Foz do Iguaçu, Paraná, Brasil, CEP: 85856-750

Tel.: +55 (45) 9807-1320

Site: www.consecutivus.org

Contato: consecutivus@consecutivus.org

COSMOETHOS – Associação Internacional de Cosmoeticologia

Fundação: 03/10/2015

Sede: Av. Felipe Wandscheer, 6.200, Sala 104, *Cosmoethicarium* Cognópolis

Foz do Iguaçu, Paraná, Brasil, CEP: 85856-750

Tel.: 55 (45) 9 9921 4122

Site: www.cosmoethos.org.br

Contato: contato@cosmoethos.org.br

ECTOLAB – Associação Internacional de Pesquisa Laboratorial em Ectoplasmia e Paracirurgia

Fundação: 14/07/2013

Sede: Avenida Felipe Wandscheer, 6.200, sala 105, Cognópolis

Foz do Iguaçu, PR, Brasil, CEP: 85856-750

Telefone: +55 (45) 2102-1427

Site: www.ectolab.org

Contato: ectolab@ectolab.org

EDITARES – Associação Internacional Editares

Fundação: 23/10/2004

Sede: Av. Felipe Wandscheer, 6.200, sala 107, Cognópolis

Foz do Iguaçu, Paraná, Brasil, CEP: 85856-750

Tel.: +55 (45) 2102-1407

Site: www.editares.org.br

Contato: editares@editares.org

ENCYCLOSSAPIENS – Associação Internacional de Enciclopediologia Conscienciológica

Fundação: 21/12/2013

Sede: Rua da Cosmoética, 1.635, Cognópolis

Foz do Iguaçu, Paraná, Brasil, CEP: 85853-755, Caixa Postal 921

Tel.: +55 (45) 3525-2652 – Fax: +55 (45) 3525-5511

Site: www.encyclossapiens.org

Contato: contato@encyclossapiens.org

EVOLUCIN – Associação Internacional de Conscienciologia para Infância

Fundação: 09/07/2006

Sede: Av. Felipe Wandscheer, 6.200, Cognópolis

Foz do Iguaçu, Paraná, Brasil, CEP: 85856-750

Tel.: +55 (45) 9909-6129

Site: www.evolucin.org

Contato: evolucin@gmail.com

IC TENEPES – Associação Internacional de Tenepessologia

Fundação: 11/06/2016

Sede: Felipe Wandscheer 6.200, Sala 205, Cognópolis

Foz do Iguaçu, Paraná, Brasil, CEP: 85856-750

Tel.: +55 (45) 9131-2855

Site: www.ictenepes.org

IIPC – Instituto Internacional de Projeciologia e Conscienciologia

Fundação: 16/01/1988

Sede: Av. Felipe Wandscheer, 6.200, sala 103, Cognópolis

Foz do Iguaçu, Paraná, Brasil, CEP: 85856-750

Tel.: +55 (45) 2102-1448

Site: www.iipc.org.br

Contato: iipc@iipc.org.br

***Campus* de Pesquisas IIPC:** Estrada do Universalismo, 1.177

Sampaio Correa, Saquarema, Rio de Janeiro, Brasil

CEP: 28997-970

Tel.: +55 (22) 2654-1186

Contato: campussaquarema@iipc.org

INTERCAMPI – Associação Internacional dos *Campi* de Pesquisas da Conscienciologia

Fundação: 23/07/2005

Sede: Av. Antonio Basílio, 3006, sala 602, Lagoa Nova

Natal, Rio Grande do Norte, CEP: 59056-005

Tel.: +55 (84) 3211-3126

Site: www.intercampi.org

Contato: intercampi@intercampi.org

INTERPARES – Associação Internacional de Aportes Interassistenciais

Fundação: 15/05/2016

Sede: Rua da Cosmoética, 1635, sala 11, Cognópolis

Foz do Iguaçu, Paraná, Brasil, CEP: 85853-755

Tel.: +55 (45) 3525-2652

Site: www.interpares.org.br

Contato: aslascani@yahoo.com.br

JURISCONS – ASSOCIAÇÃO INTERNACIONAL DE PARADIREITOLOGIA

Fundação: 25/04/2015

Sede: Av. Felipe Wandscheer, 6.200, sala 350 A, Cognópolis

Foz do Iguaçu, Paraná, Brasil, CEP: 85856-750

Site: www.juriscons.org

Contato: juriscons@juriscons.org

OIC – ORGANIZAÇÃO INTERNACIONAL DE CONSCIENCIOTERAPIA

Fundação: 06/09/2003

***Campus* OIC:** Av. Felipe Wandscheer, 5.935, Cognópolis

Foz do Iguaçu, Paraná, Brasil, CEP: 85856-750

Tel.: +55 (45) 3025-1404 / 2102-1402

Site: www.oic.org.br

Contato: aco@oic.org.br

ORTHOCOGNITIVUS – ASSOCIAÇÃO INTERNACIONAL PARA IMPLANTAÇÃO DA COGNÓPOLIS EM SC

Fundação: 18/05/2018

Sede: Av. Mal. Castelo Branco, 65, Sala 1111, Torre II, Campinas, São José, Santa Catarina, Brasil, CEP: 88101-020

Tel.: +55 (48) 99845-9931

Site: www.cognopolis-sc.org

Contato: contato@cognopolis-sc.org

REAPRENDENTIA – ASSOCIAÇÃO INTERNACIONAL DE PARAPEDAGOGIA E REEDUCAÇÃO CONSCIENCIAL

Fundação: 21/10/2007

Sede: Av. Felipe Wandscheer, 6.560, Cognópolis

Foz do Iguaçu, Paraná, Brasil, CEP: 85856-750

Site: www.reaprendentia.org

Contato: contato@reaprendentia.org.br

UNICIN – UNIÃO DAS INSTITUIÇÕES CONSCIENCIOCÊNTRICAS INTERNACIONAIS

Fundação: 22/01/2005

Sede: Av. Felipe Wandscheer, 6.200, sala 105, Cognópolis

Foz do Iguaçu, Paraná, Brasil, CEP: 85856-750

Tel.: +55 (45) 2102-1405

Site: www.unicin.org

Contato: unicin@unicin.org

UNIESCON – União Internacional de Escritores da Conscienciologia

Fundação: 23/11/2008

Sede: Rua da Cosmoética, 1.635, Cognópolis

Foz do Iguaçu, Paraná, Brasil, CEP: 85853-755

Tel.: +55 (45) 3525-2652 – Fax:+55 (45) 3525-5511

Site: www.uniescon.org

Contato: uniescon.ccci@gmail.com

Títulos Publicados pela Editares

AUTOR	TÍTULO
Adriana Kauati	SÍNDROME DO IMPOSTOR
Adriana Lopes	SENSOS EVOLUTIVOS E CONTRASSENSOS REGRESSIVOS
Alessandra Nascimento / Felix Wong (Orgs.)	CONSCIENCIOLOGIA É NOTÍCIA – PROJECIOLOGIA
Alexandre Nonato	JK E OS BASTIDORES DA CONSTRUÇÃO DE BRASÍLIA
Alexandre Nonato *et. al.*	ACOPLAMENTO ENERGÉTICO
Alexandre Nonato *et. al.*	INVERSÃO EXISTENCIAL
Alexandre Zaslavsky (editor).	INTERPARADIGMAS N.1 – Princípio da Descrença INTERPARADIGMAS N.2 – Parapercepciologia INTERPARADIGMAS N.3 – Pesquisa da Autoconsciência INTERPARADIGMAS N.4 – Diálogos Interparadigmáticos INTERPARADIGMAS N.5 – Precursores Interparadigmáticos
Aline Niemeyer	MEGAPENSENES TRIVOCABULARES DA INTERASSISTENCIALIDADE
Aline Niemeyer / Lilian Zolet	TÉCNICAS BIOENERGÉTICAS PARA CRIANÇAS
Almir Justi, Amin Lascani e Dayane Rossa	COMPETÊNCIAS PARAPSÍQUICAS
Alzemiro Rufino de Matos	VIDA: OPORTUNIDADE DE APRENDER
Alzira Gesing	INTENÇÃO
Ana Luiza Rezende (*et al*)	MANUAL DO ECP2
Ana Seno	COMUNICAÇÃO EVOLUTIVA
Anália Rosário Lopes / Myriam Sanchez / Rita Sawaya	DICIONÁRIO DE TECAS DA HOLOTECOLOGIA
Antonio Fontenele	DECISÕES EVOLUTIVAS
Antonio Pitaguari / Marina Thomaz	REDAÇÃO E ESTILÍSTICA CONSCIENCIOLÓGICA
Arlindo Alcadipani	ITINERÁRIO EVOLUTIVO DE UM RECICLANTE
Bárbara Ceotto	DIÁRIO DE AUTOCURA
Caio Polizel (Org.)	DIRETRIZES DA AUTOGESTÃO EXISTENCIAL
Cesar Cordioli	CALEPINO CONSCIENCIOLÓGICO – COLETÂNEA DE APONTAMENTOS PRÓ-EVOLUTIVOS
	CONSCIENCIOLOGIA: BREVE INTRODUÇÃO À CIÊNCIA DA CONSCIÊNCIA
Cesar Machado	ANTIVITIMIZAÇÃO
	PROATIVIDADE EVOLUTIVA
Cesar Machado / Stéfani Sabetzki	HUMANIZAÇÃO PARAPSÍQUICA NA UTI
Cirleine Couto	CONTRAPONTOS DO PARAPSIQUISMO
	INTELIGÊNCIA EVOLUTIVA COTIDIANA
Dalva Morem	SEMPRE É TEMPO
Dayane Rossa	OPORTUNIDADE DE VIVER
Débora Klippel	O PEQUENO PESQUISADOR: MULTIDIMENSIONALIDADE
Dulce Daou	AUTOCONSCIÊNCIA E MULTIDIMENSIONALIDADE
	VONTADE: CONSCIÊNCIA INTEIRA
Eduardo Martins	HIGIENE CONSCIENCIAL

Eliana Manfroi	ANTIDESPERDÍCIO CONSCIENCIAL
Fernando R. Sivelli / Marineide C. Gregório	AUTOEXPERIMENTOGRAFIA PROJECIOLÓGICA
Flavia Rogick	MUDAR OU MUDAR
	CONSCiÊNCIA CENTRADA NA ASSISTÊNCIA
Flavio Amado	TEÁTICAS DA TENEPES
Flávio Buononato	ANUÁRIO DA CONSCIENCIOLOGIA 2012
	ANUÁRIO DA CONSCIENCIOLOGIA 2013
	FATOS E PARAFATOS DA COGNÓPOLIS FOZ DO IGUAÇU
Flávio Monteiro e Pedro Marcelino	CONS – COMPREENDENDO NOSSA EVOLUÇÃO
Graça Razera	HIPERATIVIDADE EFICAZ
Guilherme Kunz	MANUAL DO MATERPENSENE
Isabel Manfroi	O EMPREENDEDORISMO REURBANIZADOR DE HÉRCULES GALLÓ E WALDO VIEIRA
Jacqueline Nahas / Pedro Fernandes	HOMO LEXICOGRAPHUS
Jayme Pereira	BÁRBARAH VAI À ESTRELA
	PRINCÍPIOS DO ESTADO MUNDIAL COSMOÉTICO
João Aurélio / Kátia Arakaki	COGNÓPOLIS FOZ: UM LUGAR PARA SE VIVER
João Paulo Costa / Dayane Rossa	MANUAL DA CONSCIN-COBAIA
João Ricardo Schneider	HISTÓRIA DO PARAPSIQUISMO
Jovilde Montagna	VIVÊNCIAS PARAPSÍQUICAS DE UMA PEDIATRA
Julieta Mendonça	MANUAL DO TEXTO DISSERTATIVO
Julio Almeida	QUALIFICAÇÃO AUTORAL
	QUALIFICAÇÕES DA CONSCIÊNCIA
Kátia Arakaki	ANTIBAGULHISMO ENERGÉTICO – MANUAL
	AUTOFIEX: TEÁTICA DO OFIEXISTA WALDO VIEIRA
	VIAGENS INTERNACIONAIS
Laura Sánchez	LASTANOSA: MEMÓRIA E HISTÓRIA DO INTELECTUAL E HOLOTECÁRIO DO SÉCULO XVII
Lilian Zolet	PARAPSIQUISMO NA INFÂNCIA
Lilian Zolet / Flávio Buononato	MANUAL DO *ACOPLAMENTARIUM*
Lilian Zolet / Guilherme Kunz	*ACOPLAMENTARIUM:* PRIMEIRA DÉCADA
Lourdes Pinheiro / Felipe Araújo	DICIONÁRIO DE VERBOS CONJUGADOS DA LÍNGUA PORTUGUESA
Luciana Lavôr (Org.)	I NOITE DE GALA MNEMÔNICA
Luciano Vicenzi	CORAGEM PARA EVOLUIR
Lucy Lutfi	VOLTEI PARA CONTAR
Luiz Bonassi	PARADOXOS
Mabel Teles	PROFILAXIA DAS MANIPULAÇÕES CONSCIENCIAIS
	ZÉFIRO
Málu Balona	AUTOCURA ATRAVÉS DA RECONCILIAÇÃO
	SÍNDROME DO ESTRANGEIRO
Marcelo da Luz	ONDE A RELIGIÃO TERMINA?
Maria Helena Lagrota	MINHAS QUATRO ESTAÇÕES
Maria Thereza Lacerda	A PEDRA DO CAMINHO

Marilza de Andrade	PROJEÇÕES ASSISTENCIAIS
Marina Thomaz / Antonio Pitaguari (Orgs.)	TENEPES: ASSISTÊNCIA INTERDIMENSIONAL LÚCIDA
Marta Ramiro	MANUAL DA TÉCNICA DA RECÉXIS
Maximiliano Haymann	PRESCRIÇÕES PARA O AUTODESASSÉDIO
	SÍNDROME DO OSTRACISMO
Miguel Cirera	EVOLUCIÓN DE LA INTELIGENCIA PARAPSÍQUICA
Moacir Gonçalves / Rosemary Salles	DINÂMICAS PARAPSÍQUICAS
Osmar Ramos Filho	CRISTO ESPERA POR TI (Edição Comentada)
Paulo Mello	EVOLUTIVIDADE PLANEJADA
Phelipe Mansur	EMPREENDEDORISMO EVOLUTIVO
Reinalda Fritzen	CAMINHOS DE AUTOSSUPERAÇÃO
Ricardo Rezende	VOLUNTARIADO CONSCIENCIOLOGICO INTERASSISTENCIAL
Roberto Leimig	VIDAS DE NATURALISTA
Rodrigo Medeiros	CLARIVIDÊNCIA
Rosa Nader	AUTODESREPRESSÃO
	MANUAL DE VERBETOGRAFIA
Roseli Oliveira	DICIONÁRIO DE EUFEMISMOS DA LÍNGUA PORTUGUESA
Rosemary Salles	CONSCIÊNCIA EM REVOLUÇÃO
	CONCIENCIA EN REVOLUCIÓN
Sandra Tornieri	MAPEAMENTO DA SINALÉTICA ENERGÉTICA PARAPSÍQUICA
Selma Prata	O CÉREBRO ENVELHECE E O PARACÉREBRO ENRIQUECE
Silda Dries	TEORIA E PRÁTICA DA EXPERIÊNCIA FORA DO CORPO
Tathiana Mota	CURSO INTERMISSIVO
Tatiana Lopes	DESENVOLVIMENTO DA PROJETABILIDADE LÚCIDA
Tony Musskopf	AUTENTICIDADE CONSCIENCIAL
Vera Hoffmann	SEM MEDO DA MORTE
Vera Tanuri	PERDÃO
Wagner Alegretti	RETROCOGNIÇÕES
Wagner Strachicini	CONSCIÊNCIA ANTIDOGMÁTICA
Waldo Vieira	500 VERBETÓGRAFOS DA ENCICLOPÉDIA DA CONSCIENCIOLOGIA
	700 EXPERIMENTOS DA CONSCIENCIOLOGIA
	DICIONÁRIO DE ARGUMENTOS DA CONSCIENCIOLOGIA
	DICIONÁRIO DE NEOLOGISMOS DA CONSCIENCIOLOGIA
	ENCICLOPÉDIA DA CONSCIENCIOLOGIA
	HOMO SAPIENS PACIFICUS
	HOMO SAPIENS REURBANISATUS
	LÉXICO DE ORTOPENSATAS
	MANUAL DA DUPLA EVOLUTIVA
	MANUAL DA PROÉXIS
	MANUAL DA TENEPES
	MANUAL DOS MEGAPENSENES TRIVOCABULARES
	NOSSA EVOLUÇÃO
	O QUE É A CONSCIENCIOLOGIA
	PROJECIOLOGIA
	PROJEÇÕES DA CONSCIÊNCIA

Site da Editora:

www.editares.org.br

1. ***Área da Pesquisa:***

Este livro pesquisa temas da

Experimentologia

especialidade da Conscienciologia.

2. ***Princípio da Descrença:***

Não acredite em nada, nem mesmo nas informações expostas neste livro, o inteligente é fazer pesquisas pessoais sobre os temas.

EDITARES

www.ingramcontent.com/pod-product-compliance
Ingram Content Group UK Ltd.
Pitfield, Milton Keynes, MK11 3LW, UK
UKHW042123021026
15589UKWH00004B/1078

9 788584 771332